# 守护青少年
# 脊柱健康

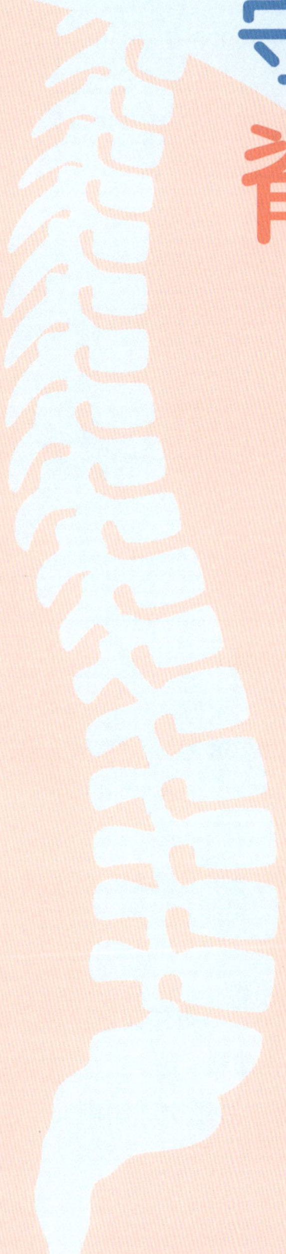

主编　李危石
周　华
刘　华
王永强

北京大学医学出版社

SHOUHU QINGSHAONIAN JIZHU JIANKANG

**图书在版编目（CIP）数据**

守护青少年脊柱健康 / 李危石等主编. -- 北京：北京大学医学出版社，2025. 2. -- ISBN 978-7-5659-3366-0

Ⅰ. R682.3

中国国家版本馆 CIP 数据核字第 2025P6W804 号

**守护青少年脊柱健康**

**主　　编**：李危石　周　华　刘　华　王永强
**出版发行**：北京大学医学出版社
**地　　址**：（100191）北京市海淀区学院路 38 号　北京大学医学部院内
**电　　话**：发行部 010-82802230；图书邮购 010-82802495
**网　　址**：http://www.pumpress.com.cn
**E-mail**：booksale@bjmu.edu.cn
**印　　刷**：北京金康利印刷有限公司
**经　　销**：新华书店
**责任编辑**：冯智勇　　**责任校对**：靳新强　　**责任印制**：李　啸
**开　　本**：787 mm × 1092 mm　1/16　　**印张**：10.75　　**字数**：260 千字
**版　　次**：2025 年 2 月第 1 版　2025 年 2 月第 1 次印刷
**书　　号**：ISBN 978-7-5659-3366-0
**定　　价**：59.00 元

本书由

北京大学医学出版基金资助出版

# 编委会

**主编** 李危石 周 华 刘 华 王永强

**编者**（按姓名汉语拼音排序）

冯殿臣 首都体育学院

胡攀攀 北京大学第三医院

李危石 北京大学第三医院

刘 华 首都体育学院

唐彦超 北京大学第三医院

王 奔 北京大学第三医院

王永强 北京大学第三医院

温艳飞 首都体育学院

杨 露 首都体育学院

于 淼 北京大学第三医院

张郝琪 首都体育学院

周 华 北京大学第三医院

# 前　言

当前，青少年脊柱健康已成为医疗界乃至社会各界共同关注的重要议题。随着时代进步和人们生活方式的转变，青少年脊柱健康问题愈发突出，这不仅威胁到他们的身体健康，还可能对其心理健康和社会适应能力造成长远的影响。鉴于此，《守护青少年脊柱健康》一书应运而生，旨在为家长、教师、儿童青少年以及专业预防保健人员提供一份既科学严谨，又贴近生活的实用指南。

市面上有关青少年脊柱健康的书籍虽不少见，但大多侧重于理论探讨或特定疾病的治疗，对普通读者而言理解起来可能存在一定难度。此外，部分书籍未能充分结合新的科研成果与国家政策指导，难以完全满足日常保健及疾病预防的实际需求。相比之下，这本关于青少年脊柱健康的专著更加注重实用性，采用通俗易懂的语言解析复杂的医学概念，并通过实例加以说明，使读者能够轻松掌握脊柱健康知识并应用于日常生活之中。

本书由两支权威团队携手打造：一支是来自北京大学第三医院的专家队伍，他们在脊柱疾病诊断与治疗领域积累了丰富的经验；另一支则由首都体育学院运动康复领域的专业人士组成，他们长期投身于中小学生脊柱健康的宣传教育工作。两方强强联合，使本书既能深入浅出地阐述专业知识，又能紧密联系青少年生活实际，提供具体可行的操作指导。

全书内容丰富详实，覆盖了从基础解剖学知识到常见问题分析，从心理社会因素考量到脊柱评估方法介绍，从预防保健策略到治疗方法讲解，再到促进脊柱健康的运动方式等多个方面。每一章节都是编者们精心雕琢的心血结晶，力求为读者提供精确且富有价值的信息。

我们衷心希望，《守护青少年脊柱健康》一书不仅能成为家长和教师帮助青少年树立正确健康观念的有效工具，也能成为青少年自我学习、爱护身体的好帮手。同时，更希望本书的出版能够引起全社会对青少年脊柱健康问题的广泛关注，全社会共同努力为青少年创造健康成长的良好环境。

关于青少年脊柱健康问题垂询可发邮件至 zhouhua77@163.com。

**主　编**

# 目 录

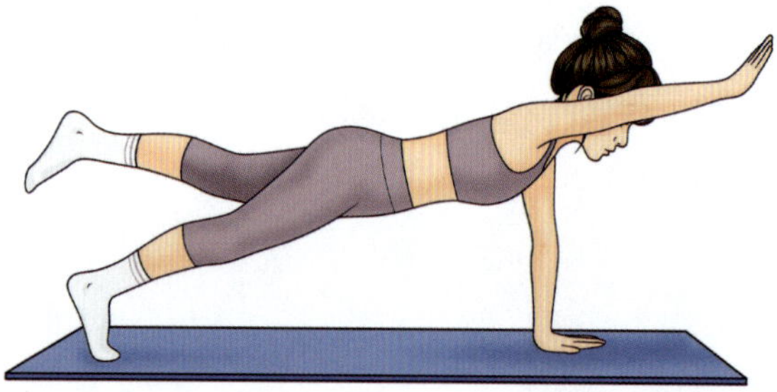

# 第一章

# 了解我们的脊柱

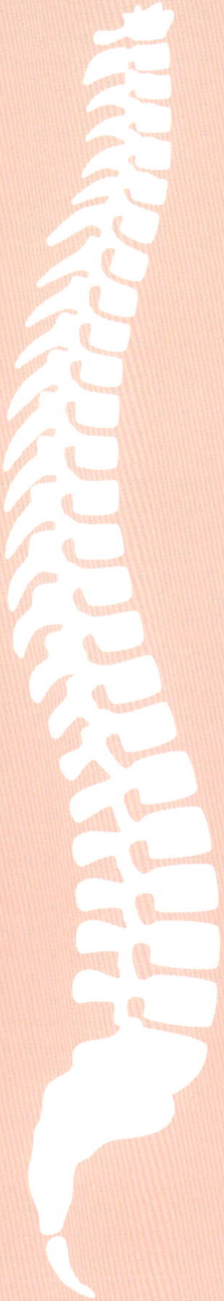

# 第一节 脊柱的结构与功能

## 一、脊柱的基本构成

### （一）骨

脊柱是人体的中轴骨，俗称“龙骨”，向上承接颅骨，向下与骨盆相连，是人挺直躯干的重要“脊梁”。脊柱骨主要由椎骨构成，共有 33 块，包括颈椎 7 块、胸椎 12 块、腰椎 5 块、骶骨 5 块和尾骨 4 块（图 1-1）。这些椎骨通过关节、韧带和椎间盘连接在一起，形成一个连续的支撑结构。椎骨的结构可以分为椎体和椎弓两部分。椎体是椎骨的主要承重部分，呈短圆柱状，表面光滑。椎弓是围绕椎体的弓形结构，与椎体连接形成椎孔，容纳脊髓和神经根通过。

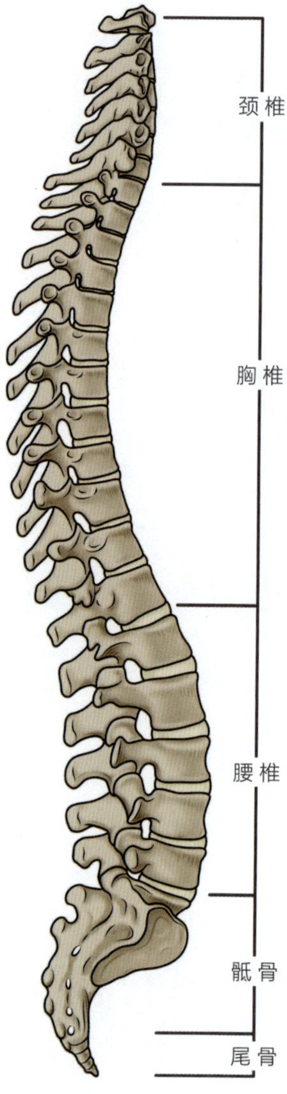

图 1-1　脊柱侧面观

### （二）韧带

韧带是连接脊柱骨之间的结缔组织，主要作用是增加脊柱的稳定性和限制脊柱的活动范围。脊柱的韧带主要包括前纵韧带、后纵韧带、黄韧带、棘上韧带和横突间韧带等。

前纵韧带是位于脊柱前方的韧带，连接相邻的椎体，防止脊柱过度弯曲和旋转。后纵韧带是位于脊柱后方的韧带，同样连接相邻的椎体，对脊柱的稳定性起到重要作用。黄韧带是位于相邻椎板之间的韧带，增加脊柱的稳定性并限制脊柱的运动。棘上韧带是位于棘突尖端的韧带，连接脊柱棘突之间的间隙。横突间韧带是位于相邻的横突之间的韧带，限制脊柱的过度侧屈运动。

### （三）椎间盘

椎间盘是位于相邻椎骨之间的弹性组织结构，由髓核和纤维环组成。髓核位于中央部分，由柔软的纤维结缔组织组成，具有一定的流动性和弹性。纤维环是由坚韧的纤维组织形成的环状结构，围绕髓核周围，起到保护和支持的作用。

椎间盘的主要功能是吸收和分散脊柱受到的压力、减缓冲击力、增加脊柱的灵活性等。同时，椎间盘还能起到调节脊柱姿势的作用，通过改变形状来适应脊柱不同的姿势和运动需求。

## 二、脊柱的主要功能

脊柱作为人体的重要支柱，具有多种功能，包括支撑身体、保护脊髓和运动等。这些功能相互关联，共同维护人体的正常生理状态。

### （一）支撑身体

脊柱是人体最主要的支撑结构，负责承受身体的重量和压力。它通过椎骨之间的连接和韧带、椎间盘等组织的支持，形成一个稳定的框架，为头部、胸部、腹部和盆部等各个部分提供必要的支撑。脊柱的支撑功能对于保持人体的姿势和平衡至关重要，使人们能够进行正常的日常活动和生活。

### （二）保护脊髓

脊柱的另一个重要功能是保护脊髓。脊髓是中枢神经系统的重要组成部分，负责传递大脑与身体各部分之间的神经信号。脊柱形成的椎管容纳脊髓，并为其提供安全的通道（图 1-2）。椎骨、韧带和椎间盘等组织结构共同维护椎管的完整性，防止脊髓受

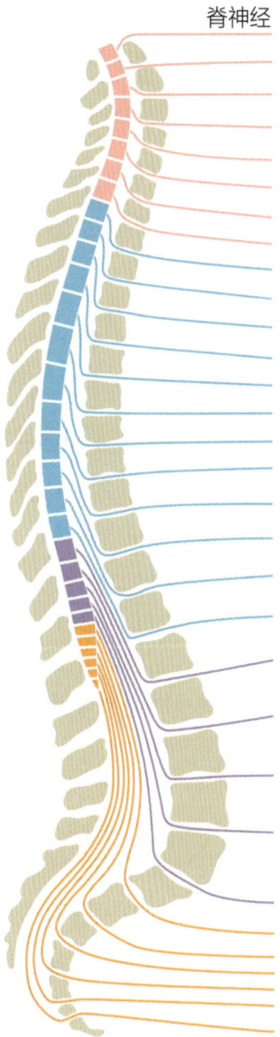


图 1-2　脊柱与脊髓神经示意图

到损伤。在运动过程中，脊柱能够适应和缓冲来自外部的冲击力，进一步保护脊髓免受损伤。

### （三）运动功能

脊柱的运动功能与其解剖结构密切相关。椎骨之间的连接方式允许其有一定程度的灵活性，使得脊柱能够进行屈曲、伸展和旋转等运动。这些运动有助于协调人体的动作、平衡和姿势控制。脊柱的运动功能对于维持身体平衡、进行各种体育活动和日常工作具有重要意义。

总之，脊柱作为人体的重要结构，在支撑身体、保护脊髓、维持平衡等方面发挥着重要作用。这些功能相互协调，共同维护人体的正常生理功能和健康状态。

## 三、脊柱的生物力学

脊柱的生物力学是指脊柱在运动和静止状态下所承受的力学性质和机制。脊柱作为一个复杂的结构，具有维持平衡、分散压力、吸收冲击力和维持动态稳定性等重要功能。以下是脊柱生物力学的主要特点。

### （一）维持平衡

脊柱是身体的支柱，负责维持身体的平衡。它通过与肌肉、韧带和其他软组织协同工作，帮助身体保持稳定和平衡。

人在站立或行走时，脊柱能够抵抗重力和其他外力的影响，保持身体直立。这需要椎骨之间的正确排列和连接，以及肌肉的适当收缩和放松。

### （二）分散压力

脊柱具有分散压力的功能，将来自地面的反作用力分散到整个骨盆和下肢，减轻对椎骨和椎间盘的压力，保护脊柱免受损伤。

### （三）吸收冲击力

脊柱通过其结构和组织的弹性，能够吸收和分散来自各种活动的冲击力。例如，在跑步或跳跃时，冲击力会通过脊柱的椎间盘和韧带进行吸收和分散，从而减少对脊柱的直接冲击。

### （四）维持动态稳定性

脊柱的动态稳定性是指在运动过程中保持脊柱稳定性的能力。它依赖于肌肉的活动、椎骨之间的相互作用以及韧带和椎间盘的力学特性。

当我们进行运动或承受外部作用力时，动态稳定性有助于防止脊柱过度弯曲、扭曲或压缩，从而减少脊柱的损伤风险。

总之，脊柱的生物力学性质使它成为人体的关键支撑结构，对于维护身体的姿势、平衡、运动和防止损伤都起到至关重要的作用。保持脊柱的健康和正常的生物力学特性对于维护整体健康至关重要。在日常生活中，我们应该注意保持良好的姿势、进行适当的运动并避免长时间保持不正确的姿势，以维护脊柱的健康状态。

# 第二节 青少年脊柱发育的特点

## 一、生长速度快

青少年的脊柱生长速度非常快，特别是在青春期前后。由于脊柱的快速生长，椎骨之间的距离也会相应增加，使得脊柱能够适应身体发育的需求。

## 二、柔韧性较高

青少年时期的脊柱柔韧性较高，这是因为其内部的纤维和软组织成分较多，而钙质等矿物质含量较少。这使得青少年的脊柱能够在生长过程中更好地适应外界的压力。

## 三、脊椎形态尚未完全成熟

青少年脊柱的脊椎形态尚未完全成熟，与成人的脊椎形态存在差异。例如，青少年的颈椎和腰椎部分通常较为平坦，而胸椎部分则相对较陡。

## 四、生理弯曲的形成

随着年龄的增长，青少年的脊柱会逐渐形成生理弯曲。正常情况下，颈椎和腰椎向前凸出，胸椎和骶椎向后凸出，这种弯曲有助于分散身体的重量和压力。

## 五、骨骼密度较低

青少年的骨骼密度较低，这意味着他们的骨骼较为轻盈，但同时也相对较为脆弱。因此，青少年时期的骨骼容易受到损伤，需要特别注意保护。

## 六、肌肉与韧带处于发育阶段

青少年脊柱周围的肌肉和韧带处于发育阶段，其力量和稳定性相对较弱。这使得青少年的脊柱容易受到外部因素（如不良姿势）的影响。

由于青少年脊柱结构发育的这些特殊性，因此需要特别注意保持良好的姿势和运动习惯，避免对脊柱造成不必要的损伤。同时，家长和教育工作者也应该加强对青少年的健康教育，提高他们对脊柱健康的重视程度。

# 第三节 脊柱与青少年身体健康的关系

青少年的身体正处于快速生长和发育阶段，脊柱作为身体的重要组成部分，其健康状况对青少年的整体健康具有重要影响。在青少年阶段，脊柱的发育和姿势习惯的养成对于预防脊柱健康问题至关重要。下面我们将详细探讨脊柱与青少年身体健康的密切关系。

## 一、脊柱发育的关键期

青少年时期是脊柱发育的关键阶段。在这个阶段，青少年的脊柱结构、韧带的强度和椎间盘的弹性以及厚度都在发生变化。因此，青少年应当特别关注脊柱健康，避免不良姿势和过度压力。

## 二、姿势习惯的影响

青少年的姿势习惯对于脊柱的健康发育至关重要。长时间维持不良姿势，如弯腰驼背、久坐等，会增加脊柱的压力，可能导致脊柱侧弯、变形等问题。正确的姿势习惯有助于塑造健康的脊柱形态，预防潜在的脊柱健康问题。

## 三、体育运动中的脊柱保护

适当的运动对青少年的脊柱健康也非常重要。适当的运动能够增强肌肉力量，提高脊柱的稳定性，预防脊柱侧弯。青少年应积极参与体育锻炼和户外活动，保持健康的运动习惯。

青少年在参与体育运动时，应注意保护脊柱免受损伤。运动前进行适当的热身活动，避免突然的剧烈动作和高难度动作，以免造成脊柱损伤。同时，正确使用运动器材，如护背板等，以减少对脊柱的压力和冲击。

对于一些高风险的运动项目，如体操、滑冰等，青少年应接受专业的指导和训练，学习正确的技巧和姿势，降低脊柱受伤的风险。

## 四、生活方式的调整

青少年应养成良好的生活习惯，如保持良好的坐姿、站姿，避免长时间久坐或长时间低头看手机等。合理安排学习和休息时间，保持充足的睡眠，有助于减轻脊柱的压力，促进脊柱的健康发育。

饮食方面，青少年应摄取均衡的营养，特别是钙质、蛋白质等对骨骼和肌肉发育至关重要。合理的饮食有助于脊柱的正常生长和发育。

## 五、定期检查

家长和学校应关注青少年的脊柱健康状况，定期进行检查。早期发现青少年的脊柱健康问题并进行干预有助于预防脊柱健康问题的进一步恶化。如发现异常情况，应及时就医寻求专业医生的建议和治疗。

青少年自身也应关注脊柱健康状况，如有任何不适或疼痛症状，应及时告诉家长或老师，以便得到及时的帮助和诊治。

综上所述，青少年的脊柱健康与生长发育、运动习惯和生活方式等密切相关。青少年应养成良好的生活习惯和运动习惯，积极参与体育锻炼，同时家长和教育工作者也应加强对青少年脊柱健康的关注和教育。通过综合措施，促进青少年的脊柱健康发育，预防潜在的脊柱健康问题。

# 第二章 青少年常见脊柱健康问题

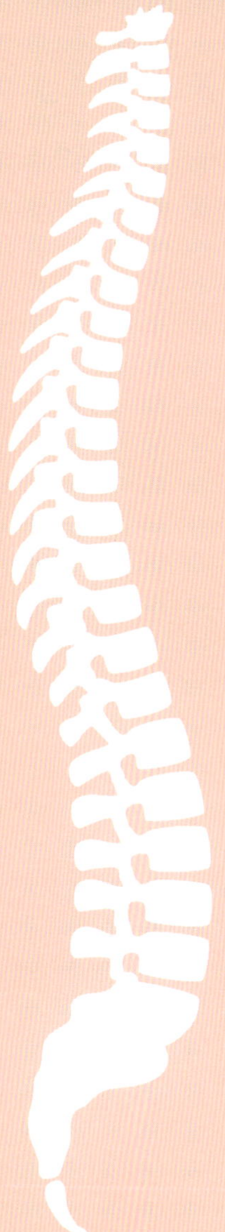

目前，我国中学生平均每天坐在课桌前的时间已超过 8 小时，其中部分高中生长达 12 小时，久坐时间占全天时间的一半。青少年长时间伏案学习，脊柱长期处于一种疲劳状态，如果不能保持良好的姿势，必然会引起脊柱健康问题。青少年的脊柱相对柔软，生理曲度在快速生长期（10～16 岁），容易受到各种因素影响。当前，脊柱形态异常、颈肩痛、腰背痛的发病呈现低龄化趋势，在青少年中的发病率急速上升。一旦出现脊柱异常，青少年的脊柱外形及功能受影响，就会出现腰背痛以及神经系统、消化系统、心肺功能等异常，甚至还会对青少年的心理健康产生影响。

科技的发展对于维护青少年脊柱健康也是一个挑战。一方面，随着教学改革，电子产品如手机、平板电脑、计算机等的广泛使用，使得青少年使用电子设备的情况较以前明显增多；网络游戏的流行也导致许多青少年深陷其中，在自制力不足的情况下，会长时间保持单一姿势沉迷其中（图 2-1），这些都使颈椎和腰椎承受了更多的压力。另一方面，电子产品的不当使用可能对青少年眼睛造成损害，在学习过程中，被动采用不当的姿势来弥补视力下降问题，进而对脊柱健康产生负面影响。加之学生的户外运动时间被压缩占用，这些都会引发青少年的脊柱健康问题。

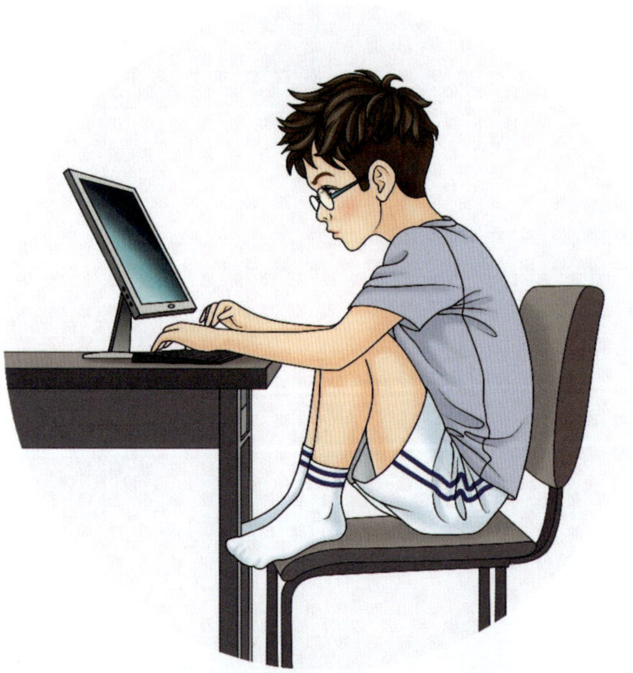

图 2-1　青少年沉迷电子游戏

# 第一节 青少年脊柱侧弯

青少年身体挺直站立时，从背面看，由上向下是一条垂直于地平面的直线（图2-2）；从侧面看，脊柱有四个生理弯曲：颈椎前凸，胸椎后凸，腰椎前凸，骶椎后凸。我国青少年的脊柱健康问题检出率较高，主要有脊柱侧弯、驼背、高低肩、颈肩腰腿痛等。

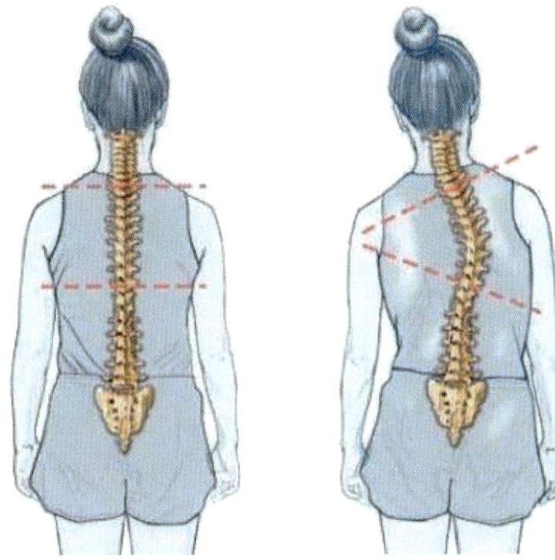


图2-2　正常与异常脊柱形态的对比

## 一、我国青少年脊柱侧弯现状

青少年脊柱侧弯在全球范围内的患病率为0.93%～12%，不同地区的青少年患病率差异较大。有调查显示，我国中小学生脊柱侧弯人数超过500万人，且每年以30万人的速度递增。脊柱侧弯已成为继肥胖症、近视之后威胁中国儿童青少年健康的第三大隐患。

青少年日渐严重的脊柱侧弯问题引起了社会的高度重视。对某学校学生的脊柱侧弯筛查情况进行抽检，结果显示，近半数学生疑似有脊柱侧弯症状。也有研究调查了各年龄段儿童青少年脊柱侧弯角度以及性别的分布情况，结果显示，筛查出侧弯的儿童中，7岁患儿的Cobb角普遍小于20°，多数10岁患儿的Cobb角达到20°，13岁患儿的Cobb角则高于30°，这就说明脊柱侧弯与青少年的发育程度有紧密联系，并且会随着青少年骨骼发育的成熟而逐渐加重。近年来，教育部持续强调培养青少年健康体魄，全国各地针对青少年姿态不良问题采取了积极对策，并将脊柱侧弯列为青少年体检的必查项目之一。

## 二、脊柱侧弯的概念

脊柱侧弯是由脊柱两侧受力不均匀引起的一个或多个节段向一侧弯曲或伴有椎体旋转的一种脊柱三维畸形。其主要诊断标准是患者脊柱发生侧方弯曲，并且正位 X 线片 Cobb 角大于 10°。Cobb 角是头端倾斜最大的椎体上缘的垂直线与尾端倾斜最大的椎体下缘的垂直线之间的夹角（图 2-3）。

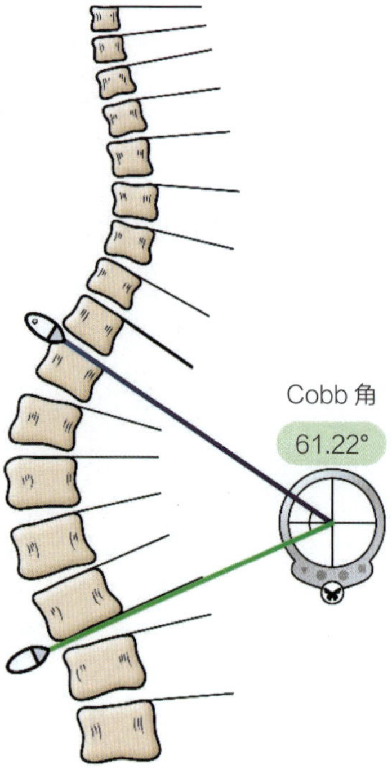


图 2-3　Cobb 角的测量

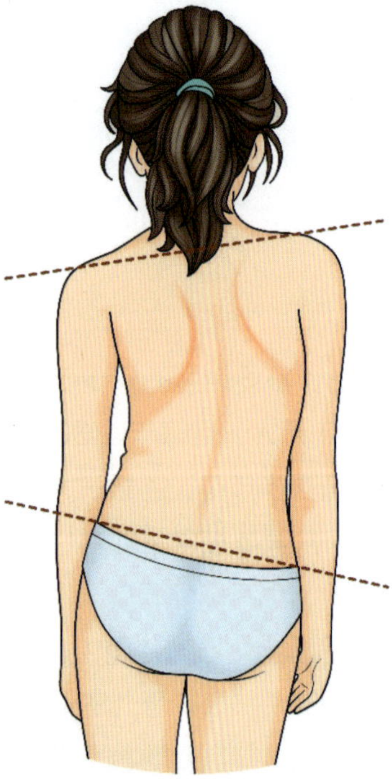

图 2-4　脊柱侧弯的外观

## 三、脊柱侧弯的临床表现（图 2-4）

1. 两侧肩膀高度不对称，肩胛骨不在同一平面。
2. 两侧髋部不等高，骨盆倾斜。
3. 严重畸形的患儿可能出现后背痛、内脏功能紊乱等。
4. 女孩胸部发育不对称。
5. 一侧后背隆起。
6. 双下肢不等长。

## 四、脊柱侧弯的类型和分级

青少年脊柱侧弯可分为先天性脊柱侧弯、特发性脊柱侧弯以及其他类型脊柱侧弯，其中青少年特发性脊柱侧弯（adolescent idiopathic scoliosis，AIS）约占脊柱侧弯的85%（图2-5）。特发性脊柱侧弯病因不明，可以发生在脊柱生长的任何阶段。常按发病年龄分为婴儿型（0～3岁）、幼儿型（3～10岁）及青少年型（10～18岁）特发性脊柱侧弯。由于青春期骨骼发育很快，畸形加重更加明显，因此，特发性脊柱侧弯多于青少年期发病。而先天性脊柱侧弯是由于胎儿期骨骼发育不良造成的，多见于幼儿和儿童期。

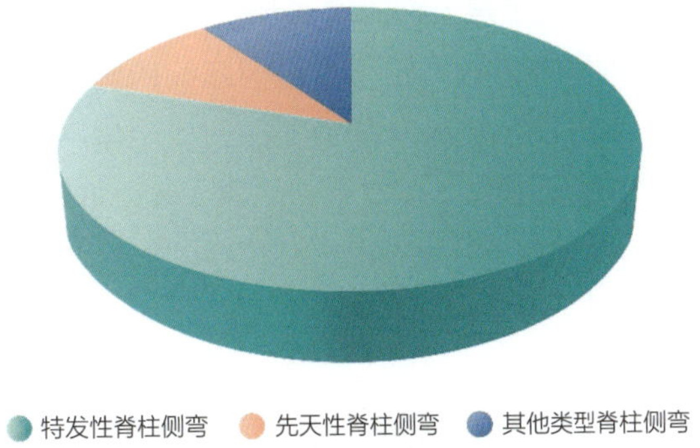

图2-5　脊柱侧弯类型

若X线片上Cobb角小于10°，也没有任何功能性问题，称为脊柱不对称。当Cobb角大于10°时，就可以确诊为脊柱侧弯。根据侧弯度数可分为轻度侧弯、中度侧弯和重度侧弯（图2-6）。

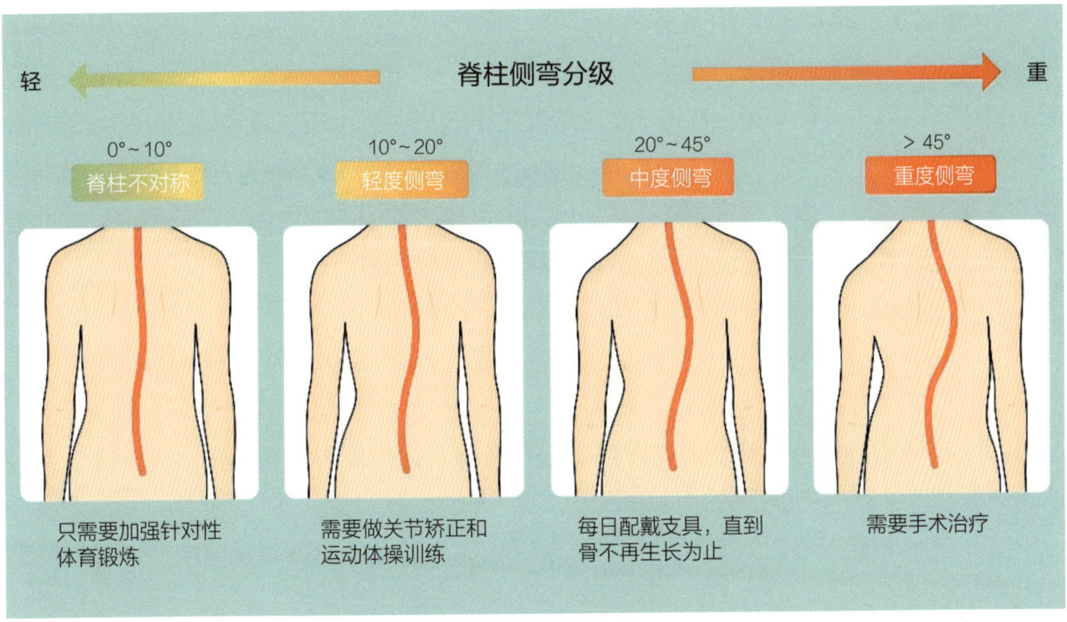

图2-6　脊柱侧弯分级

## 五、脊柱侧弯的危害

脊柱侧弯是一种病理状态，侧弯的椎体会出现旋转，不仅累及胸廓、肋骨、骨盆导致一系列躯体畸形，还会引起相应的内脏功能紊乱，如心肺功能障碍（胸闷、气短、心慌等）、胃肠功能障碍（胃痛、胀气、消化不良等）。若累及脊髓或神经，可引起肢体麻木、疼痛，肌力下降，甚至出现瘫痪、大小便功能障碍等。

## 六、脊柱侧弯的影响因素

1. 基因与遗传因素

国内外研究发现，特发性脊柱侧弯的发病与遗传因素有密切关系。脊柱侧弯是一种和家族遗传相关的疾病，因此，患者家庭成员发病率比普通人要高。基因组学方面的研究提示，特发性脊柱侧弯发病有关的基因可能与民族相关，不是单个基因作用的结果，而是相互关联基因共同作用的结果。

2. 性别因素

脊柱侧弯发生率的性别差异与生长发育过程中的多种激素和生长因子有着非常复杂的关系。雌激素水平异常直接影响骨代谢和骨重塑，导致骨生长发育异常，增加脊柱侧弯发生的可能性。因此，青春期的女孩更需提防脊柱侧弯。

3. 运动状况因素

运动过度或者方式不正确的运动可能造成脊柱负荷不平衡、骨骼肌疲劳。骨骼尚未成熟的青少年练习古典芭蕾舞，其脊柱侧弯的发生率较高，提示应注意运动强度和运动方式对青少年脊柱侧弯的综合影响。缺乏运动锻炼容易导致背部肌肉松弛，使其不足以维持脊柱的正常生理弧度，造成脊柱侧弯。优势侧用力比较大的运动项目也会造成两侧肌肉力量不均衡，因此青少年的专业运动应在规范、科学的指导下进行。

4. 激素因素

（1）褪黑素：褪黑素能影响骨密度和骨质量，从而对脊柱侧弯的形成和发展产生影响。

（2）钙调蛋白：有研究发现特发性脊柱侧弯患者血小板中钙调蛋白水平升高，且该水平与脊柱弯曲度的进展相关。

（3）其他激素：除以上激素外，生长激素和瘦素等激素也被发现与特发性脊柱侧弯的发生密切相关。

5. 骨与软骨发育因素

特发性脊柱侧弯患者常伴有骨密度降低，因此特发性脊柱侧弯的发生与骨密度降低有一定关系，且与年龄增长呈正相关。一项针对青春期发育早期特发性脊柱侧弯患者髂嵴骨骺软骨的研究发现，生长板软骨内细胞增殖区域变大、细胞增殖活性增强，提示患者髂嵴生长板的软骨内成骨过程可能处于活跃状态。

6. 结缔组织因素

研究发现，参加体操运动的儿童特发性脊柱侧弯发病率远高于不参加体操运动的儿童。参加体操运动会使得韧带松弛发病率升高，在脊柱侧弯患者中韧带松弛的发病率为23.2%。

7. 营养因素

营养在骨骼生长发育中发挥着重要作用，尤其是蛋白质、脂肪、钙、维生素 D 等营养元素。研究表明，补充维生素 D 对腰椎骨密度增长有积极作用。按照目前较为认可的标准来讲，足量摄入钙与维生素 D 对青少年理想骨峰值的获得有积极意义。因此，优化膳食结构，增加乳制品、鱼虾类等富含钙食物的摄入非常重要。

8. 肌肉因素

肌肉营养不良会出现虚弱、肢体不协调、步态异常等症状，从而导致身体严重扭曲，出现脊柱侧弯。这在偏远山区较为常见。

9. 生活习惯因素

由于青少年学习压力过大、作业过多，长时间低头等不良坐姿也可引起脊柱两侧受力不平衡。在骨骼快速生长发育阶段，脊柱两侧长时间受力不平衡可导致脊柱形态异常。

10. 生物力学因素

脊柱侧弯的发生与脊柱的生物力学有密切关系。如果青少年在生长发育迅速的青春期，颈背部肌肉韧带与椎体的生长不能协调一致，则容易发生脊柱侧弯。另外，在日常生活中，青少年脊柱两侧的负荷受力不均也可导致脊柱形态异常的发生。

11. 神经系统因素

许多脊柱侧弯患者存在脊髓空洞，手术解除脊髓空洞后，症状也可得到缓解，间接证明了脊柱侧弯的发生与神经系统有密切关系。神经系统疾病，例如脑瘫、脊髓空洞症等，可能通过影响肌肉力量、骨骼发育和姿势控制，增加患脊柱侧弯的风险。

# 第二节 青少年驼背

在日常生活中，有圆肩（含胸）、驼背等不良身体形态的青少年并不少见。在久坐不动的青少年学生中因含胸、驼背等不良身体姿势到医院就诊的比例也在不断增长。因此，如何预防和矫正圆肩、驼背等不良体态是当前家长们比较关注的问题。研究资料显示，圆肩和驼背不仅影响美观，还可造成颈部的疼痛。此外，驼背可能限制胸腔的扩张能力，影响肺部的通气和换气功能，从而导致肺活量下降。

## 一、圆肩、驼背的概念

圆肩一般是指肩部在耳朵前方位置，两肩和后背呈弓形。其主要表现为肩胛骨上回旋，双肩前屈，多数伴有驼背及颈部向前等不良体态（图 2-7）。当长时间保持圆肩的体态，会使盂肱关节后囊增厚，盂肱关节、胸锁关节、肩锁关节位置发生改变，使身体的生物力学结构发生改变。

驼背是指胸椎向后凸起而形成的拱形弯曲，分为姿势性驼背和功能性驼背。姿势性驼背可以通过运动进行矫正，但是功能性驼背无法通过运动进行矫正。驼背发生通常是由于背部肌肉过于薄弱、松弛无力所导致的。

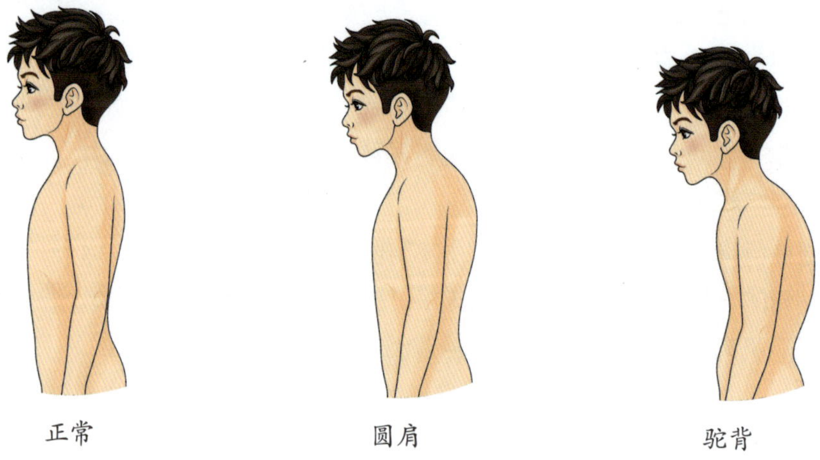


图 2-7　正常姿态与圆肩、驼背

有研究表明，虽然人的头部的重量都是占人体总重量的 1/8 左右，但因女性颈部的肌肉比男性弱得多，所以女性受到圆肩、驼背的困扰也就更大。

## 二、圆肩、驼背的危害

1．圆肩、驼背影响患者的身高、体形，严重者可使胸廓变形。

2．紧张的肌肉会造成肩颈酸痛，严重者会压迫颈部神经，引起疼痛和手臂麻木。

3．由于颈部活动受限，肌肉僵硬，可能出现无力，精神状态不佳，昏昏沉沉的表现。

4．长期圆肩、驼背使腹腔容量减小，严重影响消化和营养吸收功能。

5．当驼背部位在胸椎段，心肺功能可能会受到较大影响。

6．圆肩和驼背这种不良姿势可能伴随斜方肌和腰背部肌肉松弛，脂肪堆积增加，导致身体两侧脂肪分布不均，腰部显得臃肿，进而引发体态异常（图 2-8）。

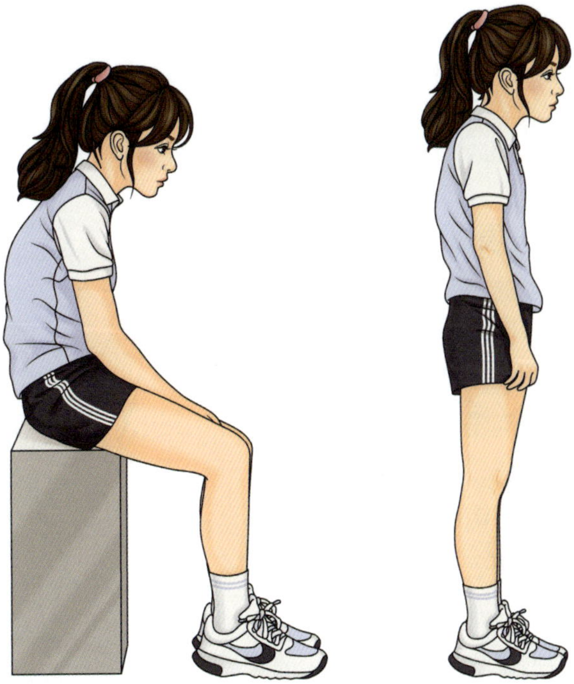

图 2-8　驼背

## 三、圆肩、驼背的原因

圆肩、驼背的原因主要有：

（1）不良姿势：长时间伏案学习、使用电子产品（如手机、平板电脑）以及久坐不动是导致圆肩、驼背的主要原因。这些姿势会使胸椎后凸角度增加，同时导致胸部肌肉紧张、背部肌肉松弛。

（2）运动不足：缺乏适当的体育锻炼，尤其是缺乏针对背部和肩部肌肉的力量训练，会导致肌肉失衡，进一步加重圆肩、驼背。

（3）生长发育特点：青少年处于身体快速生长期，骨骼生长速度较快，而肌肉和软组织的生长相对滞后。这种不平衡可能导致肌肉对脊柱支撑力不足，若长期保持不良姿势（如低头、含胸等），容易引发脊柱生物力学失衡，进而导致结构性改变，如圆肩、驼背等姿势异常。

（4）情绪因素：青少年长期情绪低落，可能会导致身体蜷缩，进而形成圆肩、驼背的体态。

# 第三节 青少年颈肩痛

## 一、青少年颈肩痛的表现

颈肩痛是一种相对轻微的肌肉骨骼疾病，但近年来发病率明显增加。青少年颈肩痛表现为颈后部肌肉僵硬、紧束感，或如重物压迫的沉重感、酸胀、钝痛，使颈部活动不灵活，严重时可伴有头痛。早晨起床后颈后部僵硬、沉重感明显，颈部活动后逐渐减轻，但疲劳或过度活动又会加剧，特别是受凉或头颈较长时间处于某一个固定姿势后则疼痛加剧（图 2-9）。

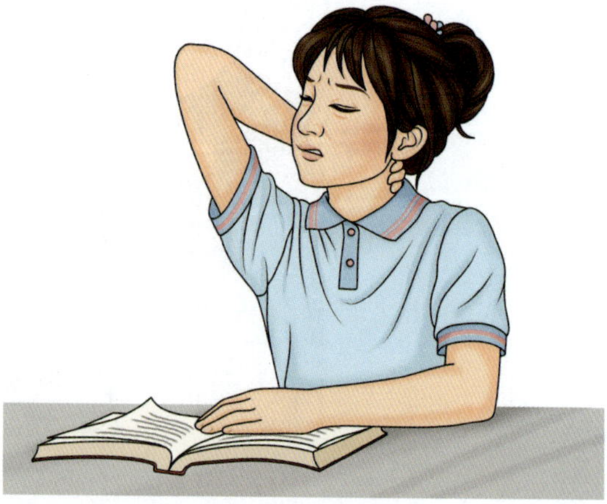

图 2-9　青少年颈肩痛

## 二、青少年颈肩痛的原因

在大多数情况下，青少年颈肩痛是多因素致病，无法做出特异性诊断，主要包括以下几点致病因素：

### （一）坐姿不当

研究表明，长时间的静坐行为是青少年颈肩痛的重要危险因素。当青少年长时间操作电脑或者伏案学习时，由于需要集中注意力，他们往往难以主动调整坐姿，导致颈椎和上胸椎长时间处于非生理性姿势。这种姿势可能引起脊柱生物力学改变，造成肌肉疲劳、韧带过度拉伸以及关节压力增加，最终导致颈肩部疼痛和力学失衡。如果这种情况经过长时间的积累，椎体排列和周围软组织在形态上会发生改变，表现为颈椎曲度变直甚至反弓（图 2-10）；与此同时，相应的韧带和颈椎间盘也会处于超负荷状态，颈椎间盘的内部压力会明显增高，而颈部肌肉也会处于非协调受力状态，颈椎的损伤程度随时间推移而逐渐加重，表现为颈部和肩部出现僵硬、酸胀的不适感觉，出现较为顽固的颈肩痛。

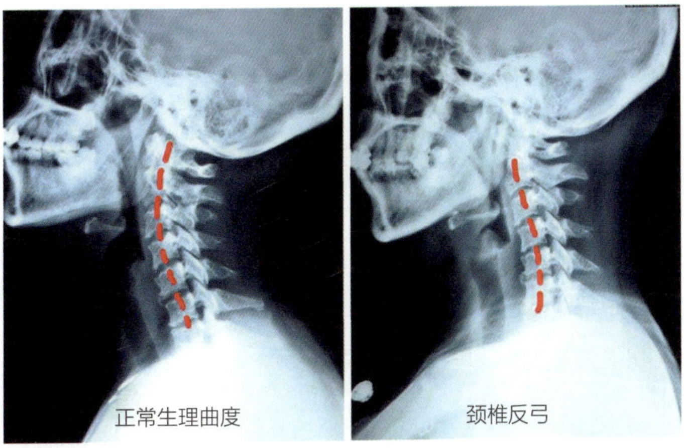


图 2-10　颈椎生理曲度及反弓

### （二）学习压力及心理压力大

学习压力大也是导致青少年颈肩痛的关键因素。有调查结果显示，青少年颈肩痛的发病率随着年级的增高而明显上升，高三学生是颈肩痛的高发人群，由于备战高考，学生承受的学习压力最大。另外，心理压力大也不可忽视。心理压力大的青少年的睡眠质量不高，加上睡眠时间不足，都和颈肩痛有关联。

### （三）运动损伤或体育锻炼偏少

目前大部分青少年都存在过多使用电子设备现象，有的甚至沉迷于电子游戏当中，导致青少年的户外活动时间减少。如果突然进行运动锻炼，有的青少年会出现颈肩痛。体育锻炼的缺乏使得青少年颈椎周围的肌肉、韧带强度不足，颈部也会出现僵硬和酸痛等现象。

另外，在运动过程中，肌肉被过度牵拉导致肌肉拉伤，或者颈肩部直接的外伤等都可能引起颈肩痛，更有甚者可能会导致肢体麻木、酸痛等颈椎病症状。

# 第四节 青少年腰痛

## 一、青少年腰痛的表现

很多人以为，只有大人会腰痛，小孩子不会有腰痛。其实，青少年不仅会有腰痛，还可能出现和大人一样常见的腰椎间盘突出症。临床上不到 18 岁的青少年出现腰腿痛症状偶有见到，有的人症状甚至比成年人还要严重。有研究表明，青少年腰椎间盘突出症的发病率为千分之一到千分之二。这其中，绝大多数患上腰椎间盘突出症的青少年是因为外伤引起的，比如摔伤、严重的运动伤等。此外，父母如果有腰椎间盘突出症病史，孩子也更容易因各种原因患上腰椎间盘突出症，即有一定的遗传因素。

青少年腰椎间盘突出症患者，会出现和成年人类似的表现。所以，如果青少年在运动或外伤后出现较为明显的腰部疼痛，甚至是向下肢放射的不适感，此时家长一定要警惕，尽快带孩子前往医院诊治（图 2-11）。

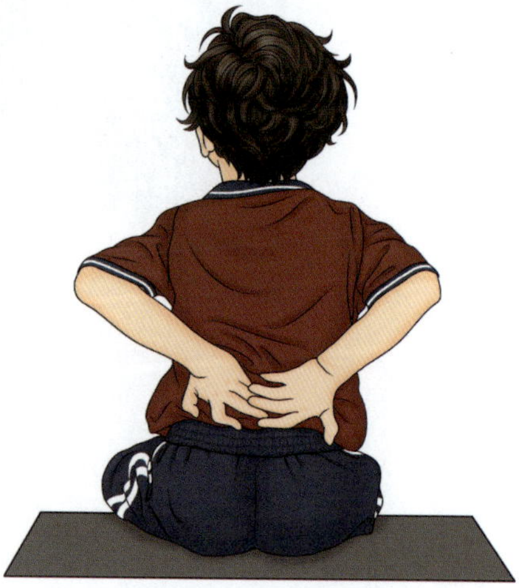

图 2-11　青少年腰痛

## 二、青少年腰痛的原因

### （一）外伤

长时间站立、坐着或者腰部扭转等不良姿势都会造成腰部肌肉反复受到牵拉，局部充血水肿，形成无菌性炎症从而引起腰部疼痛。然而，18 岁以下的青少年椎间盘尚未开始退变，具有更强的抗压性能，所以，反复外伤就成了青少年腰椎间盘突出症的主要原因。尤其是某些突发性运动的冲击力，或者腰部持续过度屈伸、快速扭转，可使椎间盘的压力增高几倍甚至几十倍。青少年的腰椎间盘损伤多是软骨板破裂、髓核突出，较少有纤维环破裂。

青少年腰椎间盘突出症多由不恰当的运动直接造成，或者是在进行某些运动，如拳击、踢足球、打篮球、推铅球、跳远、溜冰、体操等训练时腰部受伤导致。此外，舞蹈中练习下腰动作（图 2-12），可能牵拉到脊髓，如果牵拉超过限度，或练习下腰动作时不小心摔倒，就可能造成脊髓损伤。脊髓损伤轻则出现运动、感觉功能部分障碍，重则导致瘫痪。进行下腰动作前，如果没有事先热身，在腰部的肌肉、关节的韧带还比较僵硬的情况下就开始运动，就有可能会引起急性腰肌损伤。儿童青少年若要练习下腰动作，应循序渐进，在保护下适当练习。下腰时不能说笑、开小差，防止意外发生。

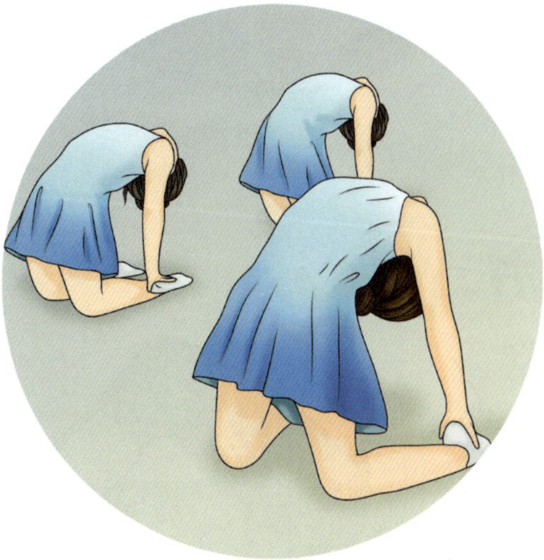

图 2-12　下腰训练

曾经有报道仰卧起坐练习时出现下肢瘫痪的病例，其实这是训练时没有掌握正确的仰卧起坐方法引起的。《国家学生体质健康标准》中“一分钟仰卧起坐”并不是“抱头仰卧起坐”。建议中小学体育教师应教会学生掌握正确的动作要领，即学会动员腹肌来抬起躯干，而不是采用双手抱头过度牵拉颈部前屈来带动躯干（图 2-13）。仰卧起坐动作的正确做法是：受试者仰卧于软垫上，两腿稍分开，屈膝呈 90°，两手手指交叉贴于脑后，动员腹肌抬起躯干，同伴按压其踝关节，以固定下肢。所以，“体测”中没有要求学生双手抱头。在正确动作中，两手的作用其实就是固定颈部，也可以理解为托住颈部，使颈部保持微微前屈的姿势，以防止颈部后伸（仰头），造成背部肌肉紧张，影响动作质量。由此可见，双手抱头仰卧起坐本身就是一个错误动作（图 2-14）。

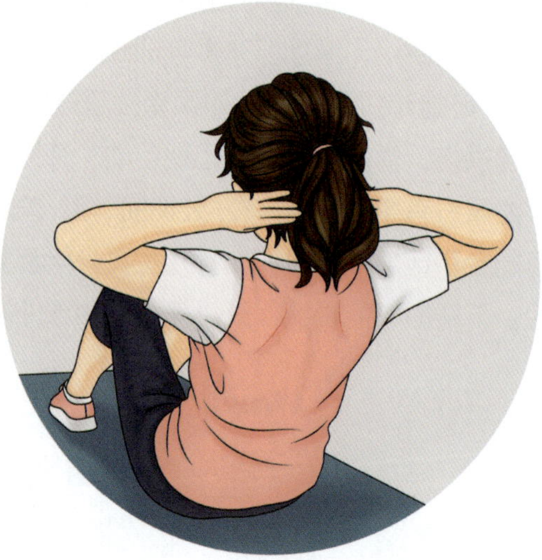

图 2-13　仰卧起坐的正确做法
（注：为更好地显示颈背部，按压踝关节未显示）

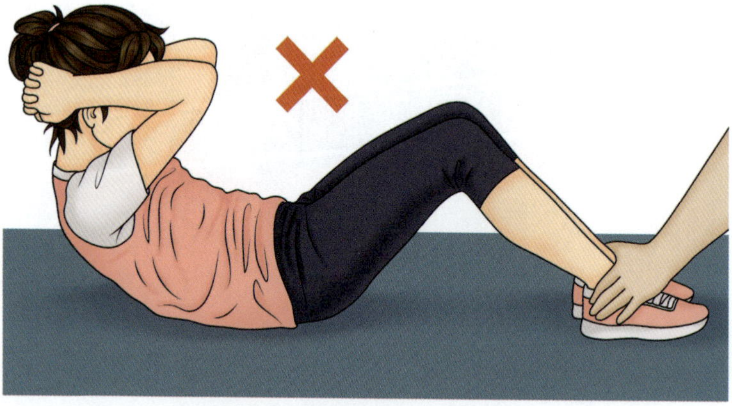

图 2-14　仰卧起坐的错误做法

## （二）先天因素，腰椎结构异常

有研究表明，青少年腰腿痛可能与个体的脊柱先天性畸形有关，如先天性椎管狭窄、隐性骶椎裂、移行椎、脊柱侧弯、腰椎峡部裂等，这些脊柱先天畸形使得腰椎的稳定性出现异常。在正常状态下，脊柱稳定肌肉与中枢神经系统共同构成主动防护与被动防护系统，两者的协同作用确保了腰部的稳定性与运动功能。

腰椎峡部裂是椎弓上下关节突之间的峡部发生断裂（图 2-15），多见于第 5 腰椎，在青少年中有较高的发病率。直接的急性外力损伤造成的腰椎峡部裂较为罕见，多数腰椎峡部裂为先天性的，容易诱发腰骶关节失稳，加上反复屈伸腰部的训练，导致椎弓应力积累出现骨折的问题。无论哪种情况，峡部裂是不可逆的损伤，也就是说保守治疗只能缓解症状，无法修复峡部裂的问题。

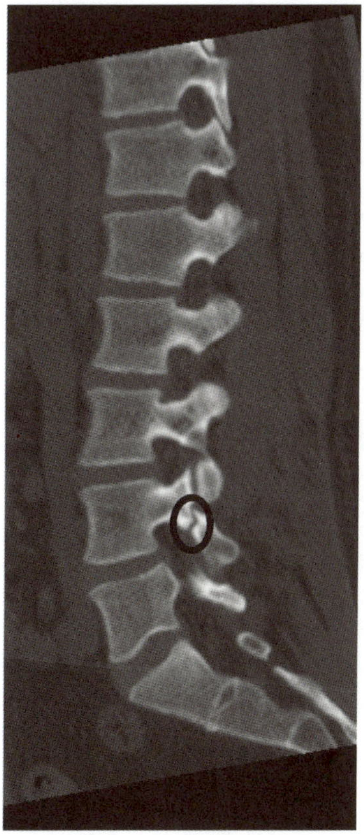

图 2-15　腰椎峡部裂

# 第三章

# 脊柱健康问题对青少年及家长的心理影响

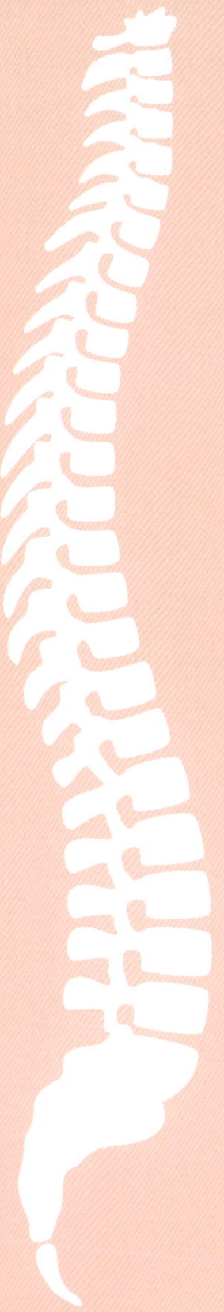

青少年正处于身心发育的关键阶段，心理敏感，对自身形象高度关注。同时，这一时期也是人生观、价值观和世界观形成的重要时期。由于心理和行为的异常，可能对个人、家庭和社会产生负面影响，并带来一定的医疗和经济负担。

## 第一节 脊柱健康问题对青少年的心理影响

脊柱健康问题不仅会对青少年的身体造成伤害，还会对青少年的心理产生非常大的影响。脊柱侧弯可能导致高低肩、胸廓不对称等问题，这些身体上的变化可能让青少年感到自己与别人不同，进而产生自卑、害羞和恐惧等心理，从而不愿意与他人沟通交流。长期的心理压力还可能导致情绪波动，如焦虑、暴躁等。脊柱相关的颈、肩、腰、腿痛引起的睡眠不佳、头晕目眩、视觉疲劳等症状，还会诱发焦虑、压抑、自卑等多种消极情绪，从而加大青少年的心理负担，影响青少年的学习和日常生活，甚至出现不适应社会等行为。据报道，与同龄人相比，32%~45% 的特发性脊柱侧弯患者存在更严重的焦虑、抑郁、自卑、孤独、交往障碍等问题（图 3-1）。与健康人相比，存在脊柱健康问题的青少年在同伴交往和亲近社会行为上明显更差。因此，青少年脊柱健康问题应引起家长、学校、社会、医务人员的高度重视，各方人员应给予此类青少年更多的关注。

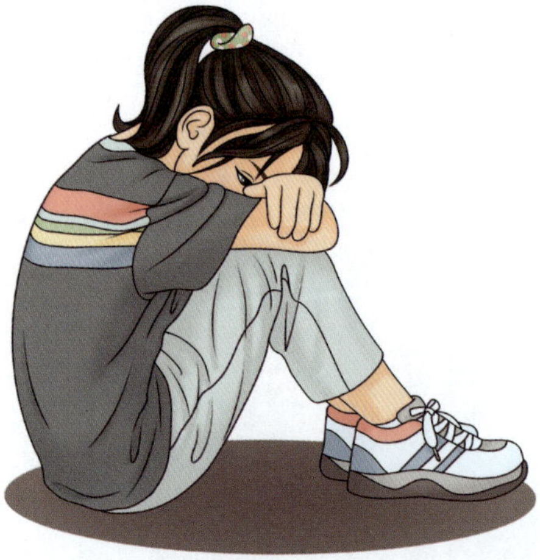

图 3-1　脊柱侧弯导致青少年产生自卑心理

在门诊我们发现，脊柱侧弯容易导致青少年患者产生自卑心理，或不愿与人交往、性格内向（图 3-2）。特别是经历多次治疗无效的患儿更容易出现负面情绪。只有通过治疗，患儿自我感觉有效之后，才会逐步建立其康复的信心。要让青少年真正认识脊柱健康问题，通过多种形式的讲解，让他们了解脊柱健康问题的发生、发展和目前的治疗措施以及能够达到的效果，减轻他们的紧张情绪，树立战胜疾病的信心和勇气，使他们能够积极配合，主动参与脊柱健康问题的解决。

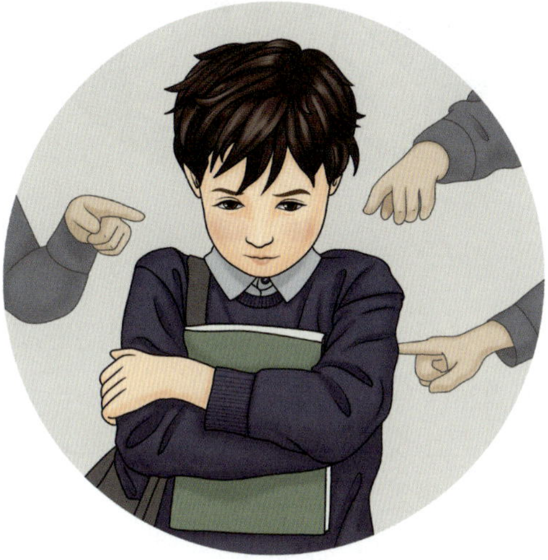

图 3-2　脊柱侧弯导致青少年不愿与人交往、性格内向

## 第二节　脊柱健康问题对家长的心理影响

有时候儿童青少年检查出了脊柱侧弯，即使依据侧弯程度，可以选择配戴支具保守治疗，还没有严重到必须手术的地步，仍有很多家长甚至还不如孩子能够面对这些问题，脊柱侧弯反而成了家长们的“心病”。在门诊我们经常看到，青少年脊柱侧弯患者的心理表现主要为自卑、焦虑、抑郁等负面情绪，但是对医生的治疗意见认同感强，而家长的焦虑程度要明显高于孩子，并且对治疗的信心也不足（图 3-3）。

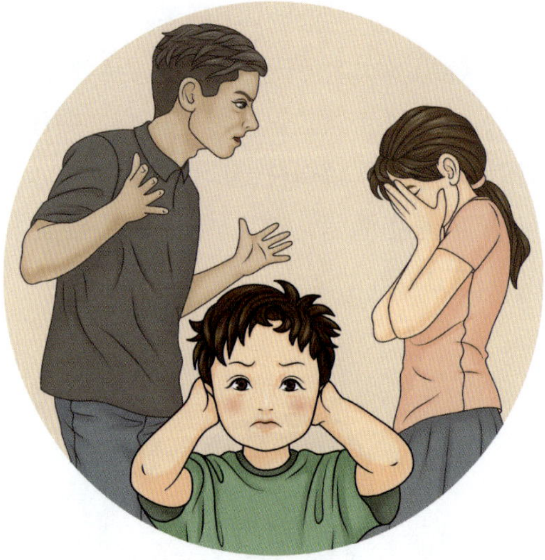

图 3-3　脊柱侧弯患儿家长焦虑

对此，家长们要有正确的认识，脊柱健康问题需要早期干预，家长要扎扎实实地按照医嘱进行相关治疗和康复，才能取得最佳的效果。

现阶段独生子女较多，一旦出现脊柱健康问题，家长就表现得格外紧张焦虑，夸大病情，过分关心。对于正在治疗或康复中的家庭来说，同步进行家长的心理疏导也是十分必要的。此时，家长们一定要清楚，父母的心理状态对孩子有直接的影响，甚至孩子的心理会被动地按照父母亲的倾向发展。所以家长不仅需要和医生进行沟通，还应该将从医生处获得的信息正确、有效地传递给患儿，争取最佳的疗效。

所有人都需要以平和的心态去看待脊柱健康问题，即使出现脊柱侧弯，家长也要有正确的认识。当孩子不愿意配戴支具矫正时，要跟孩子说："我们配戴支具没什么丢人的，就像牙齿不整齐去矫正一样，我们是为了让自己变得更好"。另外，要求助于治疗效果好的家长，得到鼓励，还要帮助身边有相同情况的家庭，一起变得更好。通过医生正确的讲解，有时候还需要寻求心理咨询师的帮助，多数家长能够很快调整过来，积极配合治疗和康复。

# 第四章

# 加强青少年脊柱健康管理

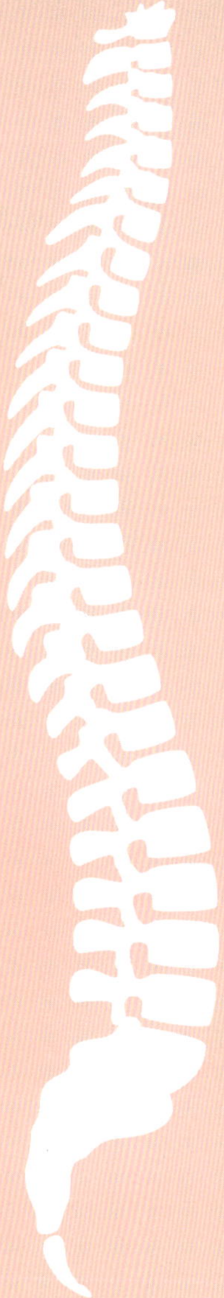

# 第一节 社会对青少年脊柱健康的关注和支持

如果能够早期发现青少年的脊柱健康问题，进行早期干预和治疗，就能起到事半功倍的效果。从 2013 年开始，深圳市对在校中小学生进行脊柱健康问题筛查，仅在 2022 年筛查人次就达到 170 万。深圳市政府着力于建立完善的青少年脊柱健康体系，做到“医校结合”“医体结合”，对在校老师和学生家长进行培训，使得青少年的脊柱健康能够得到实时监控，并对有问题的青少年患者进行及时、专业的治疗。经过多方努力，深圳市青少年脊柱侧弯情况得到了显著改善（图 4-1）。

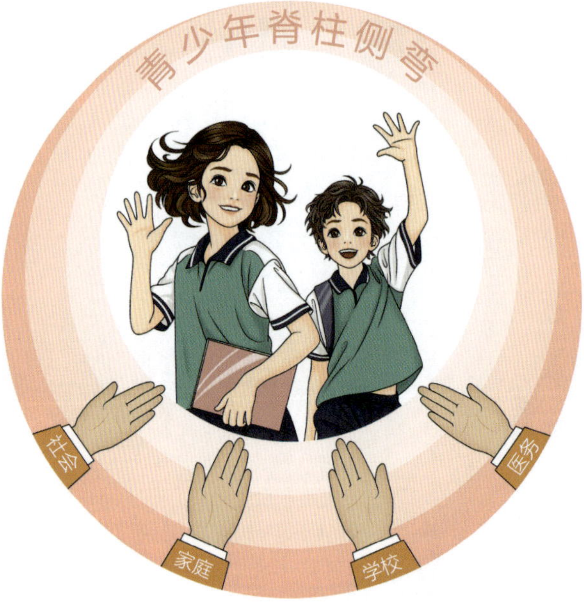


图 4-1 脊柱健康保护体系

## 一、政策引导

近年来，儿童青少年脊柱侧弯发病率逐年上升，严重危害儿童青少年健康。上海市政府对青少年脊柱侧弯防控进行布局，各级医院、社区等积极行动起来，积极推广保健操、开展物理和形体治疗等。同时，除基础防治外，进行创新的研究和多种多样的尝试，包括“预警机制”“医教结合”项目等，让创新体系更有效、更规范。

山东省卫生健康委员会、省教育厅、省体育局联合发布了“关于加强全省儿童青少年脊柱侧弯中医药干预工作的通知”，提出要坚持预防为主、防治结合，坚持中西医并重，突出中医药特殊优势，为儿童青少年脊柱侧弯患者提供全方位、全生命周期的优质中医药医疗保健服务，全力提升儿童青少年脊柱健康水平，促进儿童青少年健康成长。

学校因其巨大的人口基数和能持续提供反馈的优势，在帮助学生掌握健康知识和技能方面具有巨大的潜力。笔者曾经在北京市西城区某小学开展关于脊柱健康的讲座，家长和孩子们兴致很高，原定讲座时间 30 分钟，答疑 10 分钟，由于孩子们自己感兴趣的问题很多，都争先恐后地举着小手，答疑时间竟然持续了近半小时，这还是在意犹未尽的情况下结束的。鉴于学生对于脊柱健康知识的了解极度缺乏，要守护青少年脊柱健康，基于学校开展脊柱健康教育是非常有必要的。

## 二、社会层面实施

### （一）推动全国性普查

将脊柱侧弯筛查纳入中小学生体格检查的一部分，建立统筹筛查标准，确保筛查工作的一致性和准确性。主客观综合检查，可以降低假阳性率。根据国内外最新的研究进展，更新、修订筛查方案。筛查的频率和时间可结合国外经验，10～16 岁为脊柱侧弯高危阶段，在这期间对女孩进行 2 次筛查，男孩进行 1 次筛查；是否应针对 3～10 岁儿童进行早期筛查，需要更进一步研究评价可行性和效益，进而制定相关政策。

对于一些偏远地区，还需要借助社会力量。“高原脊柱健康”项目是 2022 年伊始，由国务院副总理孙春兰亲自批示、中央统战部指导开展的医疗公益项目，指定由北京海鹰脊柱健康公益基金会（简称海鹰基金会）承担。海鹰基金会在医疗公益领域积累了丰富经验，树立了独特的专业形象和良好口碑，截至 2024 年 5 月，基金会的医学专家和志愿者，足迹遍布西藏、新疆、内蒙古、云南、贵州、四川、甘肃、青海、宁夏等 16 个省、自治区 72 个偏远贫困县市，行程逾 30 万公里，先后为 1 万余名偏远贫困地区的患者进行义诊，为 10 万余名青少年进行专业的脊柱侧弯筛查。海鹰基金会累计救治贫困脊柱疾病重症患者 239 人次，为 194 个因病返贫、因病致贫的家庭带来重生的希望。

### （二）建立完善的追踪随访系统，推动个人档案建立

对筛查出的患病人群进行跟踪随访，绘制侧弯角度进展曲线，不但有利于对患者的病情进行准确的评估，给予恰当的治疗，更有利于对脊柱侧弯自然病程的研究。学校可与医院建立合作，在校内筛查的异常结果及时转诊至专业医疗机构进一步评估。医院同时给予

学校专业指导，确保建档的有效性，建档后进行宣教、培训、转诊、复诊、随访，最大限度地预防疾病进展为不良预后。

## （三）借助技术手段辅助筛查

随着新型筛查方式的引入，脊柱侧弯的研究迈入新的阶段，例如使用红外热成像评估脊柱两侧肌肉热差异、数字化的脊柱成像系统等。青少年脊柱侧弯具有累及多个节段、涉及维度复杂、随时间发展迅速的特点。因此，需要频繁接受 X 线检查以监测脊柱侧弯的进展情况。为了减轻 X 线检查对患儿的辐射危害，研究者们开发了一种基于形态识别的脊柱个性化建模和侧弯评估系统。该系统通过提取与脊柱相关的特征点，并根据相对位置关系计算附加特征点，随后应用特征点校正算法和滤波算法提高位置精度，并将椎骨模型配准到脊柱线上，计算相关角度以评估脊柱侧弯程度（图 3-5）。

人工智能在青少年脊柱侧弯筛查中具有巨大潜力，能够提高检测的准确性和效率。然而，仍需进一步研究和完善这些方法在实际应用中的效果和可靠性。同时，我们也应该关注这些方法对患者健康和家庭经济负担的影响，并寻求更安全、经济、便捷的筛查与量化评估手段。

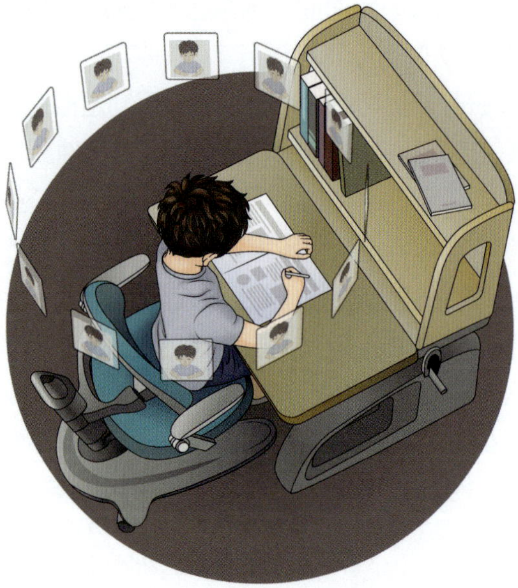

图 4-2　脊柱侧弯筛查新技术

# 第二节　“六位一体”共同打造青少年脊柱健康管理体系

青少年脊柱健康需要国家、学校、医务工作者、老师、家长、学生“六位一体”，共同参与打造脊柱健康管理体系。

## 一、国家顶层设计

青少年脊柱健康问题的高发与高危害性已经引起各级政府的重视，近年来各级政府部门陆续颁发了相关的政策通知：2021 年国家卫生健康委员会发布了“儿童青少年脊柱弯曲异常防控技术指南”，提出将脊柱弯曲异常筛查项目纳入每学年或者新生入学体检；2020 年深圳市教育局与卫生健康委员会发布了“关于开展中小学生脊柱侧弯筛查的通知”；浙江省人民政府办公厅印发的 2023 年工作报告重点责任分解中提到“为 300 万名义务教育阶段学生进行正脊筛查”；2023 年上海市政府办公室发布的“加强公共卫生体系建设三年行动计划”中提到“加强开展儿童脊柱侧弯筛查试点工作”，等等。在建设健康中国与体育强国的背景下，青少年“脊梁工程”需要体育、教育、卫生三融合联动推动。

## 二、学校组织开展

近年来，国家体育总局青少年体育司联动运动医学研究所推出了《青少年脊柱与视力健康手册》、90 秒牵拉操、睡前操、颈椎健康操等一系列青少年脊柱健康系列方案（图 4-3）。

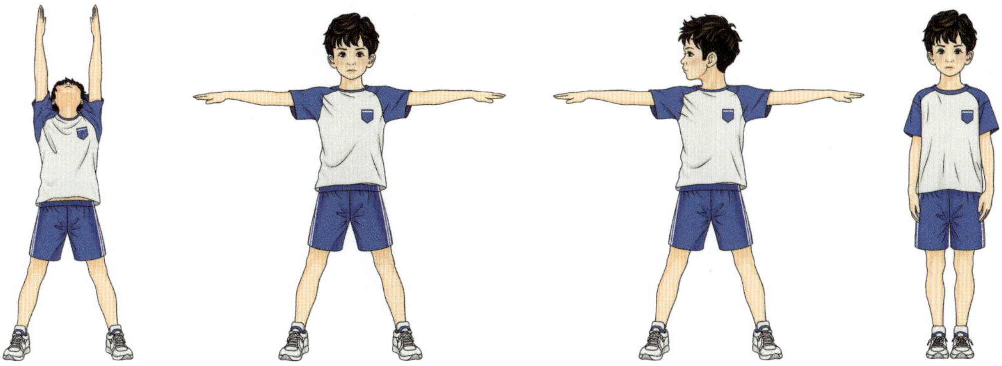

图 4-3　脊柱保健操

脊柱健康的知识要纳入到学生的学习课程里，加强科普教育，尤其是家庭早期教育，让大家都认识到脊柱健康的重要性，进行“六位一体”的干预和全民教育，从而把干预变成主动模式，让青少年主动进行自我保护。

## 三、医务工作者主动参与

提高认知，普及和深化脊柱健康相关知识对青少年群体至关重要。医务工作者可以通过多种渠道和形式进行知识传递，如专题讲座、宣传册发放、互动式学习等，注意控制脊柱健康问题发生的高危因素。

为了减少社会心理行为带来的一系列个体、家庭及社会问题，应该对有脊柱健康问题的患者的社会心理行为问题做到早评估、早发现、早诊断，根据评估的社会心理行为结果采取有针对性的干预措施。医务人员应积极主动加强对青少年特发性脊柱侧弯患者及其家长的健康宣教工作，使其在重视疾病的同时，正确认识到疾病的发生、发展与转归，消除其心理压力，使其不过分焦虑。可采取图文、视频、直播等形式为患者制订个体化训练方案，在保证训练动作规范性的同时，也可减轻家庭的时间和经济负担，缓解患儿和家长的焦虑。为患儿及家属建立畅通的与医务人员沟通的桥梁也是消除不良情绪的重要手段，如微信群、公众号等，患者及家属对病情或者治疗方案有疑惑时能及时寻求帮助（图 4-4）。

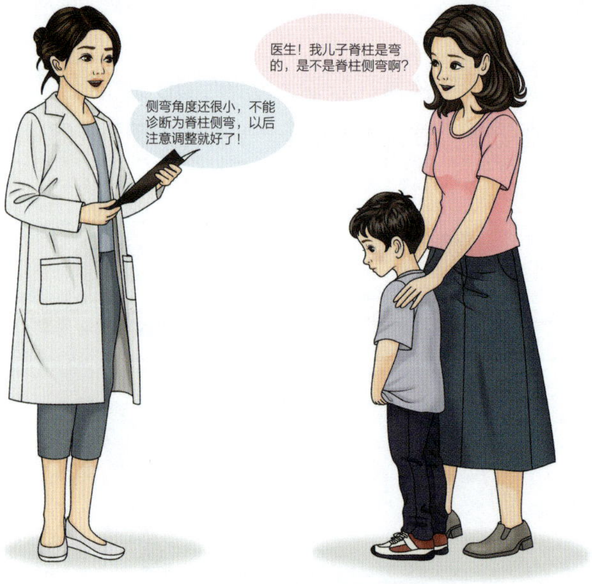
医生！我儿子脊柱是弯的，是不是脊柱侧弯啊？
侧弯角度还很小，不能诊断为脊柱侧弯，以后注意调整就好了！

图 4-4　医务人员主动参与

“学校、家庭、医院”三位一体，建立具有可操作性的特发性脊柱侧弯干预模式，由老师、家长和学生共同参与，才能取得良好效果。

## 四、老师与家长积极实施

学校和老师要对学生和家长进行教育。开展学生脊柱弯曲异常防控相关健康教育课程、活动和知识讲座，提升师生相关健康素养，提高学生的自我护脊意识。开展年度儿童青少年脊柱弯曲异常的体检筛查，将脊柱弯曲异常筛查结果纳入学生健康档案。在学校体育课程中增加护脊运动，推广课间“护脊操”，进行颈椎、胸椎、腰椎及四肢关节的放松和锻炼。定期调整课桌椅高度和教室的座位位置，保证每个学生都能够使用到与自己身高相匹配的课桌椅。

家长在孩子出生前就要接受脊柱健康教育和进行脊柱相关知识的学习，了解脊柱变形的危害性和脊柱保护的意义。儿童和青少年快速生长时期的脊柱健康管理尤其重要，家长要肩负好“第一责任人”的职责，让孩子学会科学姿态管理，学会主动健康管理。家长要督促孩子养成正确的读写坐姿和站姿，保持健康用脊习惯和意识。家长要以身作则，帮助孩子规划和控制每天的学习时间和娱乐时间，陪伴孩子加强体育锻炼。定期调整学习课桌椅高度，使其适合孩子身高的变化。不在孩子卧室摆放电视等电子产品。为孩子提供营养均衡、有益于骨骼健康的膳食，促进脊柱健康发育。如果发现孩子脊柱不对称或者姿势异常，要定期检查并测量（图 4-5）。

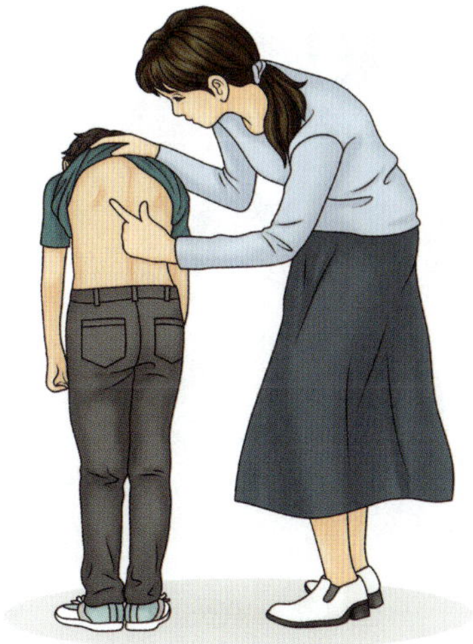

图 4-5　家长进行脊柱健康检查

青少年学生每天用于学习、写作业的时间很长。学生在写作业的时候，家长、老师经常提醒其要抬头、挺胸、坐直，但有的孩子几分钟后又回到七扭八歪的状态。其实出现这种问题，不一定是孩子记性不好，很可能是他不知道该如何保持正确的姿态，或者是身体的姿势控制出了问题。家长、孩子都应该掌握正确的写字及握笔姿势，控制久坐、低头、弯腰时间。青少年也应该在日常学习生活中自我纠正不良姿势。

老师和家长应共同关注青少年的睡眠健康：学生的日均睡眠时长为 7～8 小时，优质的睡眠对其身体生长发育具有重大影响。主要的睡姿包括仰睡和侧睡，长时间趴睡应予以避免，以防对颈椎的正常生理曲度产生影响。选择符合颈部曲度的枕头，避免过高。床垫应具备适中的柔软度，对于较胖的学生，建议使用稍硬的床垫，以防止过重的体重导致床垫严重变形，进而影响脊柱曲度；而对于较瘦的学生，可以选择稍软的床垫，以提升睡眠的舒适度。

老师和家长还要共同关注青少年的心理健康：性格内向、精神压力过大以及自卑心理也被证明是导致中小学生脊柱健康问题的关键因素。为了应对这一问题，老师和家长需敏锐地发现学生内心的困扰，有针对性地提供心理调适方法，引导学生客观、正确地认识自我，提升他们的自我调节能力。发育期的女学生中可能由于乳房发育而产生害羞心理，进而导致含胸的现象，老师和家长应通过讲解青春期生理知识，帮助她们克服害羞情绪，正确看待青春期这一生长发育过程（图 4-6）。

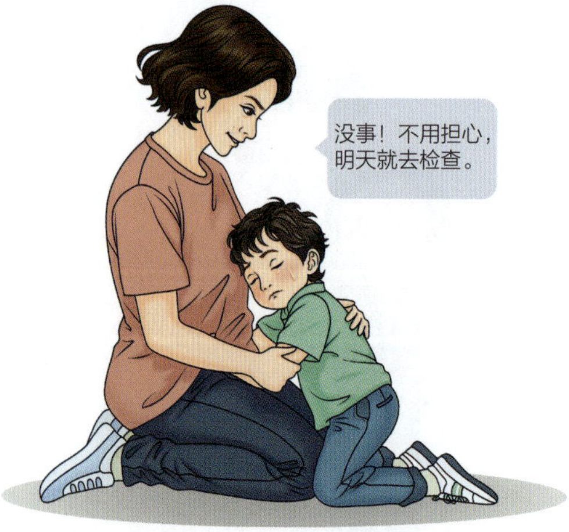


图 4-6　家长的支持

## 五、青少年自身关注

对脊柱健康问题早预警、早筛查，有利于及时开展干预措施，这对于尽快恢复脊柱平衡、避免系列后遗症至关重要，可以使康复成本最小化。青少年要学会自己做到：关注自己的脊柱健康情况，如有颈、肩、腰、背不舒适的情况，及时告知家长和老师；合理安排学习和休息时间，控制电子产品使用时间；增加身体活动和体育锻炼，适当增加护脊运动；改变久坐行为，纠正不良站姿和读写坐姿；避免跷二郎腿；告诉自己要动起来，每天到户外去，而且要在户外阳光下运动（图 4-7）。

研究发现，篮球、足球、网球运动通过特有的跑、跳、投掷等高冲击性动作产生应变和压缩力并刺激骨重塑过程，从而增强作为承重部位的腰椎区域的骨密度或骨面积，可以提高脊柱稳定性（图 4-8）。游泳通过增强脊柱周围肌肉力量和躯干活动度，维持脊柱正常形态并增加脊柱柔韧性。以上运动均能促进儿童青少年的脊柱健康。建议儿童青少年每周进行至少 2 次上述运动，每次运动 30 ~ 45 分钟；运动中注意维持正确姿势和全身练习，避免因过度疲劳和技术动作不正确而造成的脊柱不适。

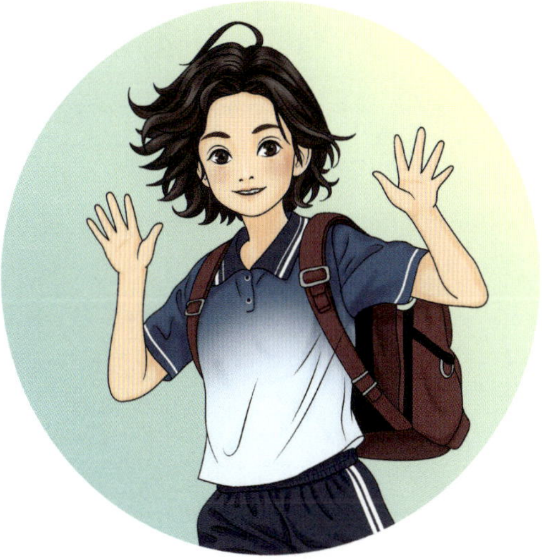

图 4-7　青少年自我调节

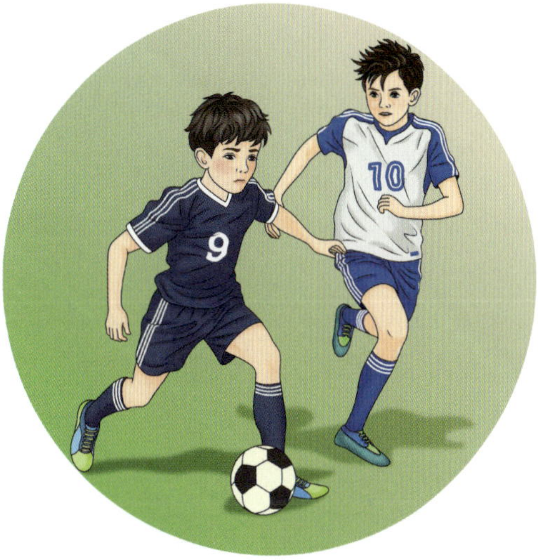


图 4-8　户外活动

# 第五章 青少年脊柱健康评估

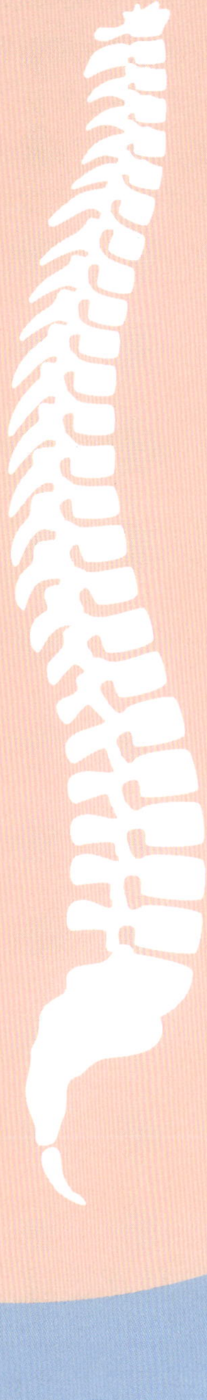

“咦，你的头怎么老喜欢歪着?”“呀，你的肩膀怎么一边高一边低呢?”当你身边的人和你说这些话的时候，你就要注意了，或许你的脊柱已经出现健康问题了（图 5-1）。使用科学的评估方法对青少年进行初步的脊柱健康问题筛查、尽早发现异常并进行矫正尤为重要。如果能掌握一些自测脊柱健康的方法，能够早期发现某些体态异常，对守护脊柱健康大有裨益。本章将介绍如何对青少年的脊柱健康进行评估。

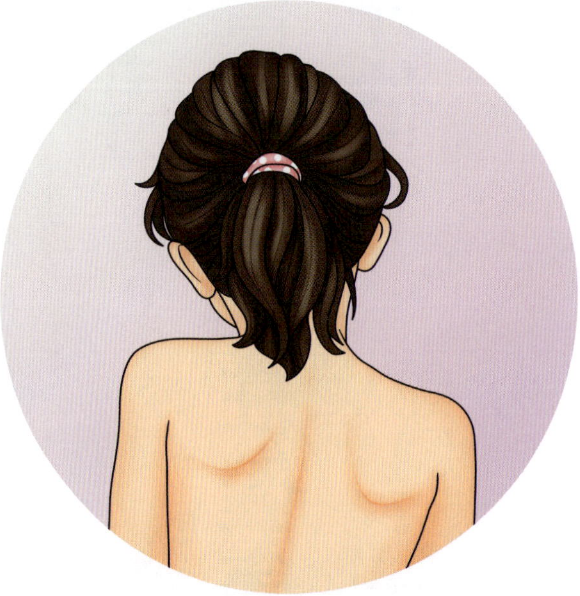

图 5-1　脊柱外观异常

## 第一节　脊柱健康的基础评估

### 一、体格检查

我国《3～6 岁儿童学习与发展指南》指出，健康的体态是儿童身心健康发展的首要目标，是儿童身体素质和动作技能发展的重要保障。6～12 岁的学龄期儿童骨骼生长快、可塑性强，且肌肉力量发展不均衡，容易诱发不良体态。不良体态影响儿童青少年的形体美观和运动功能，并为慢性疾病埋下隐患。

1. 观察

（1）总喜欢单肩背书包，一侧肩的衣服总往下掉。

（2）行走时两侧肩膀不一样高，头习惯性歪向一侧。

（3）坐在桌前，身体向前趴，向一侧倾斜。

（4）经常出现含胸、驼背。

（5）两只脚的鞋子磨损程度不一样。

（6）走路时出现跛行。

（7）出现颈、肩、腰、腿部的疼痛，且随时间推移而加重。

2. 体态检查（图 5-2）

（1）是否歪头。

（2）是否有高低肩。

（3）肩胛骨下角两侧高度是否一致。

（4）两侧腰部皮纹是否一致。

（5）骨盆两侧髂前上棘是否等高。

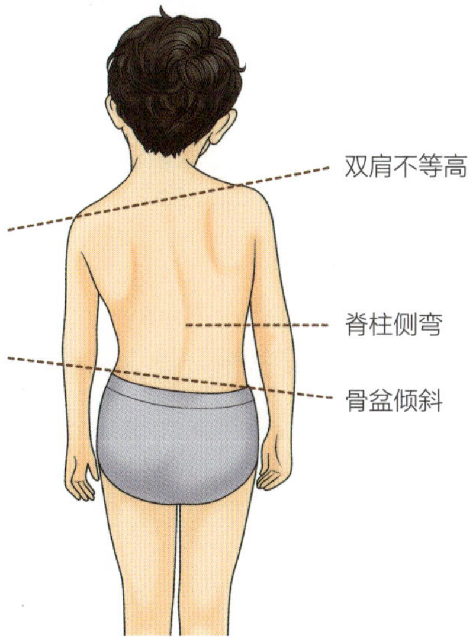


图 5-2　脊柱体态检查

在日常生活中，我们可以从前方、后方、侧方和斜方观察青少年的脊柱，分析脊柱的异常姿势。其中正面观和后面观能帮助判断两侧腿长是否相等、骨盆高度是否对称，是否存在脊柱侧弯，侧面观能够辅助观察从前到后的人体曲线变化以及头部、肩部、骨盆的相对位置。

3．测测你是否有含胸、驼背

含胸、驼背体态在日常生活中还是比较容易被发现的，并且可以很轻松地自我测试。测试方法为，请青少年靠墙站立，测量颈后与墙面之间的距离。如果颈后与墙面的距离大于 3 厘米，说明存在含胸的问题，提示日常生活中要有意识地挺胸抬头，调整体态（图 5-3）。

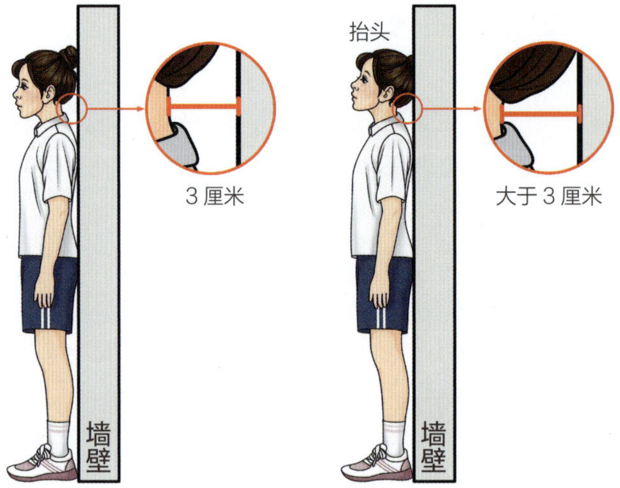


图 5-3　含胸、驼背测量

4．测测你的腰椎曲度是否正常

正常情况下，人体的腰部存在向前的曲度，对于保持脊柱健康来说，维持腰椎前凸曲度和脊柱曲线是非常重要的。腰椎前凸是生长发育过程中形成的，是腰椎能够承担和传导应力的重要生物力学结构，是整个脊柱重要的生理弯曲。腰椎前凸过大或者过小都有可能引起腰痛不适。简单来说，当力沿直线传导的时候，力量传导速度较快，腰椎如果失去了应有的弯曲，那么无论外力是自上而下还是自下而上地传导，均会对椎间盘、脊柱各个椎体之间的小关节及肌肉软组织产生较大的影响，从而引起相应的疼痛症状。

比如有些青少年的腰椎变直，被称为“平板腰”，此时腰部不再向前凸，而是像一块平板一样，失去了生理曲度。目前，腰椎曲度变小有较为明显的低龄化趋势。腰椎曲度的消失很可能与腰背疼痛和身体其他部位的疼痛相关。

（1）初步评估方法：受试者靠墙站立，肩部、臀部和脚跟紧贴墙面，观察腰曲和墙面之间的距离。如果腰曲正常，则两者间的距离大约为一个手掌的厚度（图 5-4），距离太大说明腰椎曲度过大，距离过小说明腰椎曲度变直。

（2）通过医院的侧位 X 线片可进一步确诊。如果通过自测发现腰曲和墙面之间的距离过小，或者经常有腰痛的情况，需要去医院进一步检查。腰椎侧位 X 线片可以直观地显示青少年的腰椎曲度情况。

5. 测测你是否存在高低肩

大家可能会问，高低肩与脊柱有什么关系？这不是肩关节的问题吗？从人体解剖学上来说，肩关节通过锁骨与胸骨相连，而胸骨又通过前后的肋骨与12块胸椎构成胸廓。胸廓是一个整体结构，位于躯干的上部。当脊柱形态出现异常时，胸廓和躯干的对称性可能会受到影响。因此，脊柱形态异常的青少年可能表现出高低肩、胸廓不对称或躯干倾斜等异常体态。所以，脊柱形态异常的青少年也可能表现出高低肩的异常体态。造成高低肩的原因，除了脊柱形态异常外，还包括双侧肩周肌力不平衡。这种不平衡通常是由于长期背包时两侧负重不均、长期伏案学习或者玩电子游戏、靠在床上看书等不良习惯引起的。这些习惯会使经常受力较大的一侧肩部肌肉紧张，导致该侧肩部看起来比另一侧更高。此外，长短腿、骨盆倾斜和足部过度内外翻也可能引发高低肩。这些因素之间是相互影响的。当青少年出现高低肩时，如果不及时纠正，可能会导致颈肩部的慢性疼痛。

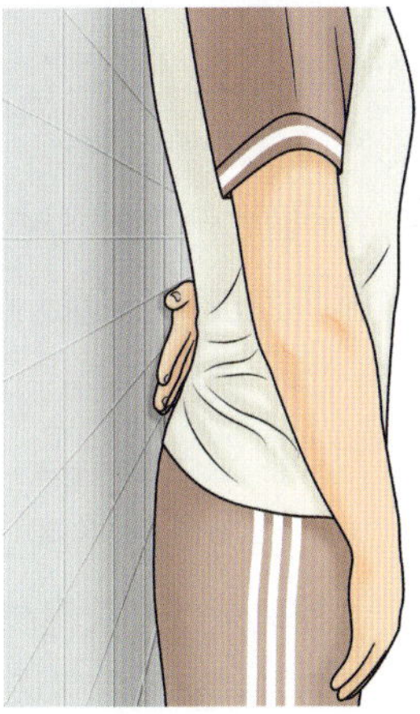

图5-4　腰椎自测

所以，一旦发现青少年有高低肩，不应该忽视，而是要找找原因，看看是不是脊柱和其他部位出了问题。如何判断是什么原因造成了高低肩呢？通常我们采用“从上至下”的方法来筛查。顺序如下：

（1）判断是否存在一侧肩部肌肉紧张；

（2）判断双侧骨盆是否等高（髂前上棘高度是否在一条直线上）；

（3）判断双侧下肢是否等长（测量股骨大转子到外踝的长度）；

（4）通过观察外踝和足跟外侧连线是否垂直地面，判断双足是否存在内外翻。

通过检查，找到是哪一部位出了问题，才能从根源上解决问题，真正告别高低肩的困扰。

6. 测测你是否存在骨盆异常

骨盆侧倾通常并非由于骨盆结构本身的歪斜，而是由于骨盆两侧肌肉张力的不平衡所导致。从正面观察时，左右髂嵴的高度不一致，这种不对称使得一侧骨盆相对升高，而另一侧相对下降，骨盆的上升和下降同时发生。此外，如一侧腹肌过度收缩，可能导致同侧脚跟有抬起的姿势，这种情况下也可能伴随腰椎的侧弯。

正常站立位时，人体骨盆上方的腹外斜肌、腹内斜肌以及后部的腰方肌，与同侧骨盆下方的臀中肌、臀小肌的力量保持对称才能维持骨盆平衡。骨盆不平衡通常与长期的不良习惯有关，例如，不良的站姿可能使骨盆上方的腹外斜肌、腹内斜肌以及后部的腰方肌过度收缩，将同侧骨盆向上提拉，而对侧骨盆下方的臀中肌、臀小肌则可能过度紧张，将骨盆往下方牵拉，从而导致骨盆朝一侧倾斜。脊柱侧弯也会引起骨盆的不平衡，这种骨盆不平衡并非由腿部长短不一致引起的，而是由于脊柱的异常弯曲导致肌肉张力分布不均，进而影响骨盆的稳定性。

7. 脊柱侧弯的检查

很多家长对如何判断孩子是否有脊柱侧弯比较焦虑和疑惑。因为担心害怕，增加了很多不必要的就医和心理负担。挺拔的脊柱固然可以让人感觉英姿飒爽，但并不是所有人的脊柱都要像旗杆般笔直，每一个人的脊柱总是有一定的曲度偏差，这是自然界多样性的体现，世界也因此才充满了美好。

但是有一些儿童青少年在成长过程中，由于多种因素，脊柱侧方曲度过大，可能会引起身体不适，甚至占据了原本属于心脏、肺的“领地”，导致一系列健康问题。然而，脊柱侧弯对身体健康的影响程度因人而异，每个个体的耐受能力和侧弯程度不同，因此并没有统一的曲度标准来界定何时会对身体产生明显影响。尽管临床上诊断脊柱侧弯的“金标准”是拍摄X线片，但在日常生活中，脊柱侧弯的早期迹象往往通过观察外表特征来发现，例如衣领不平、两侧肩膀不等高、女孩双侧乳房发育不对称、背部一侧隆起、两侧髋部不等高等。

对于儿童来说，经常给孩子洗澡或协助其沐浴的家长可以近距离观察孩子的脊柱形态，因此家长往往是最早发现孩子是否存在脊柱侧弯征象的人。当孩子能自行洗澡和穿衣后，家长可以在家中为他们做一个初步检查。具体方法如下：让孩子脱去上衣并保持直立姿势，采用“一竖四横”检查法进行评估：①一竖：用中指和示指沿脊柱中线两侧向下滑，观察其脊柱背部的棘突是否呈一条直线；②一横：观察其双肩是否等高，头部是否居中；③二横：用双手触摸其肩胛骨，观察是否存在一侧肩胛骨向后凸起。同时，用手触摸其两侧肩胛骨下方，检查两侧是否等高；④三横：观察其双侧腰窝（骶凹）是否对称；⑤四横：观察其双侧髂嵴是否等高（图5-5）。如果“一竖四横”双侧对称则认为其脊柱形态正常；若出现任何不对称则提示可能存在脊柱侧弯，需要进一步检查。

让儿童青少年保持直立姿势，双脚分开与肩同宽，双手合十并向前弯腰至90°呈鞠躬状。检查者从后方观察其背部，重点检查脊柱两侧是否对称。如果发现背部一侧有不对称的突起，较高的一侧即为脊柱侧弯的凸侧，这种现象称为“剃刀背”（图5-6）。

接下来，让青少年进行前屈试验及脊柱侧弯测量尺检查。具体步骤如下：

（1）前屈试验：青少年暴露背部，双膝伸直，双脚分开与肩同宽，双臂伸直并合掌，低头后缓慢向前弯腰至约90°，双手合掌逐渐置于双膝之间（以避免躯干和肩部出现假性偏移）。检查者站在青少年背后，眼睛与青少年背部保持同一高度，从上到下依次观察其颈椎、胸椎和腰椎是否对称（图5-7）。如果发现脊柱任何一段出现不对称、不平行，则为前屈试验阳性，提示可能存在椎体旋转，需高度怀疑脊柱侧弯。

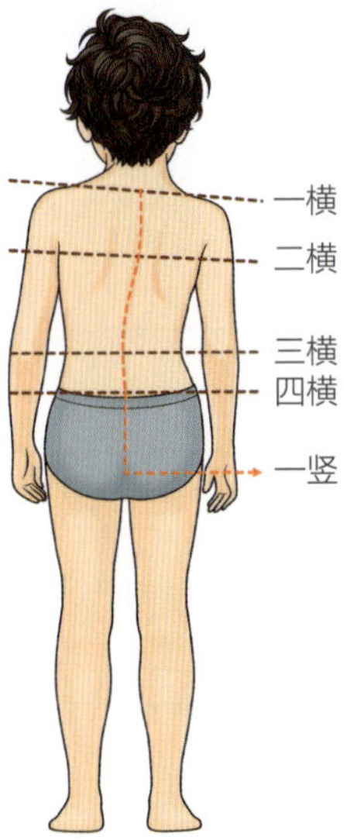


图 5-5　“一竖四横”检查法

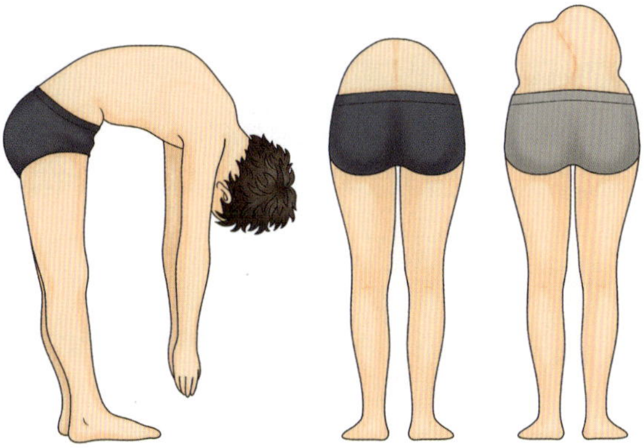

图 5-6　“剃刀背”畸形

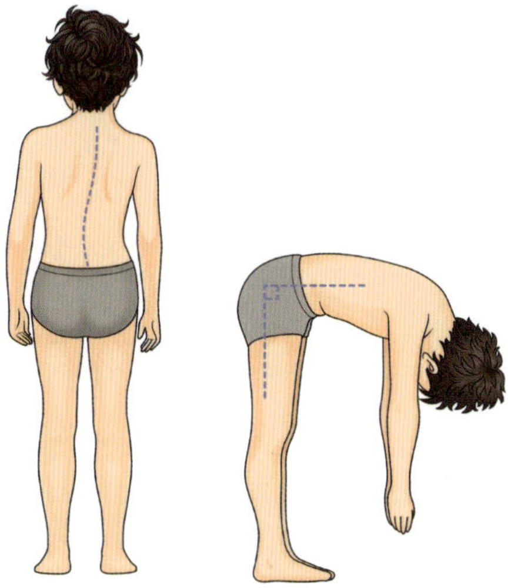

图 5-7　前屈试验

（2）脊柱侧弯测量尺检查：在前屈试验的体位下，使用脊柱侧弯测量尺测量其背部不对称最严重处的旋转角度，并记录脊柱各段旋转的最大偏斜角及其部位。如果测量结果显示背部不对称最严重处的旋转角度大于 5°，则为阳性，提示可能存在脊柱侧弯。

存在脊柱侧弯的青少年在以上检查中常会表现出双肩不等高，两侧肩胛骨不对称，背部或腰部两侧形态不一致，以及脊柱后正中线呈现非直线的弯曲形态。一般检查异常或前屈试验阳性或躯干旋转角（angle of trunk rotation，ATR）大于 5°时，需进一步进行脊柱运动试验：受检者在自然站立下，依次完成脊柱前屈、后伸、左侧屈、右侧屈及左右轴向旋转运动各两次，随后在自然站立下采用脊柱侧弯测量尺测量 ATR，进行脊柱侧弯筛查，结果判定标准见表 5-1。

表 5-1　脊柱侧弯筛查结果判定表

| 脊柱侧弯类型 | 检查结果 |
| --- | --- |
| 无侧弯 | 一般检查和前屈试验均无异常且 ATR < 5°者，为无侧弯 |
| 姿势不良 | 一般检查异常或前屈试验阳性或 ATR ≥ 5°者，脊柱运动试验后进行脊柱侧弯测量尺检查，ATR < 5° |
| 侧弯Ⅰ度 | 一般检查异常或前屈试验阳性或 ATR ≥ 5°者，脊柱运动试验后进行脊柱侧弯测量尺检查，5°≤ ATR < 7° |
| 侧弯Ⅱ度 | 一般检查异常或前屈试验阳性或 ATR ≥ 5°者，脊柱运动试验后进行脊柱侧弯测量尺检查，7°≤ ATR < 10° |
| 侧弯Ⅲ度 | 一般检查异常或前屈试验阳性或 ATR ≥ 5°者，脊柱运动试验后进行脊柱侧弯测量尺检查，ATR ≥ 10° |

最终怀疑存在脊柱侧弯的青少年，需到医院拍摄脊柱全长 X 线片，按照国际脊柱侧弯研究学会的诊断标准，在侧弯 Cobb 角大于 10°时，才可被确诊为脊柱侧弯。如果青少年真的患有脊柱侧弯，需要去医院脊柱外科就诊。

## 二、其他检查方法

### （一）放射学检查法

经过初步判断，有可能存在脊柱侧弯后，需要进一步检查进行系统诊断。

1. X 线片检查

X 线片检查是诊断脊柱侧弯的首选方法，能够较为准确地评估侧弯的角度、位置、类型、旋转程度，以及代偿性和柔韧性等（图 5-8）。

2. CT 检查

CT 检查对脊柱、脊髓、神经根病变的诊断具有优势。它能清晰显示椎体及其周围骨性结构，同时可显示 X 线检查中显示不清的部位（如枕颈、颈胸段等）。另外，脊柱 CT 三维重建能直观显示脊柱畸形部位，给治疗决策提供重要的影像学信息。

### （二）超声检查法

目前可用于评估青少年脊柱形态的超声设备相对较少。与传统超声相比，脊柱超声结合计算机算法能够实现脊柱三维图像的重建（图 5-9），从而应用于脊柱健康评估。相较于 X

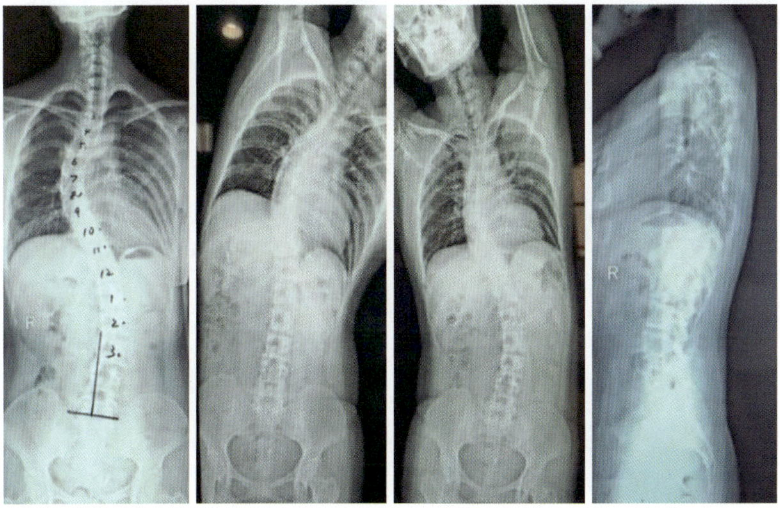

图 5-8　脊柱侧弯 X 线片

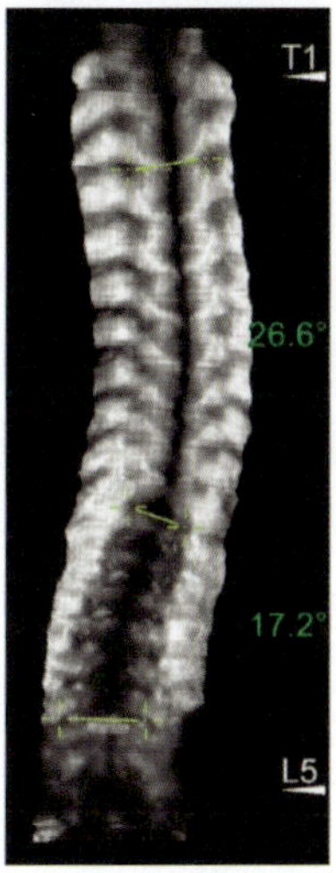


图 5-9　脊柱的超声检查

线检查，脊柱超声具有无辐射的优点；而与常规初筛方法相比，其在成像方面更具有优势。

## （三）摄影成像法

摄影成像法因其操作简单、成本较低且准确度高，被推荐为儿童青少年身体姿态测量的方法之一。该方法通过对受检者进行拍摄，并利用软件系统自动分析其体表标记的骨性标志点，从而实现形态评估。目前，已有多种身体姿态分析系统应用于临床和研究领域。例如 PostureScreen Mobile 系统，通过分析椎体区域（包括颈部、肩部、上背部、下背部和臀部）的姿势偏差，能够准确反映身体姿态的整体状况（图 5-10）。

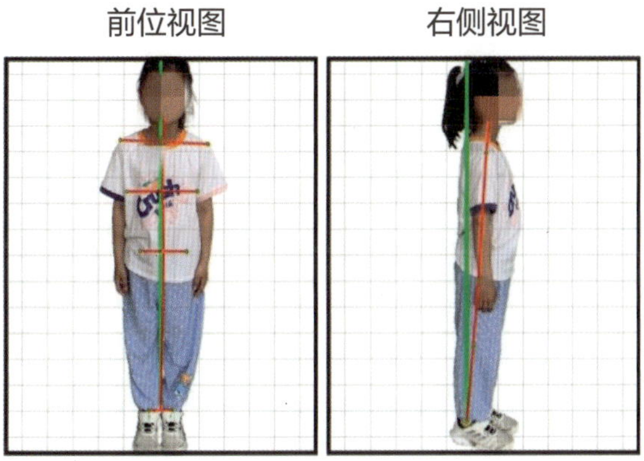


图 5-10　身体姿态前位视图、右侧视图

### （四）激光扫描法

激光扫描仪是基于激光扫描检测原理开发的设备。其工作原理是通过激光光束对人体进行扫描，在光学系统设定的有效扫描区域内，生成光强调制信号，信号携带被测的有关特征信息。接收器通过光电转换将光信号转化为电信号，再经由电子系统和计算机实时处理，最终获得测量结果。近年来，自动高速人体扫描测量设备作为新兴技术产品，通过多光源协同工作，能够快速、精确且无死角地完成人体测量，并自动输出测量数据。然而，由于设备成本较高，该方法目前尚未能广泛用于大众群体。

# 第二节 脊柱的功能评估

## 一、脊柱活动度测量

脊柱各部位的活动范围是不同的，颈、腰椎活动度最大，胸椎活动度较小，骶椎和尾椎几乎无活动度。正常的脊柱活动包括前屈、后伸、左右侧屈及旋转四种。

评估脊柱活动度的目的：

（1）有助于判断脊柱的运动功能：通过在不同部位、各个方向上检查脊柱的活动度，有助于判断青少年的脊柱运动功能。在生理条件下，这种检查有助于判断青少年的脊柱运动能力以及柔韧性。在病理条件下，这种检查能够帮助判断该类疾病对脊柱的影响有多大。

（2）有助于判断脊柱的稳定性：通过脊柱活动度的检查，能够在脊柱活动到最大限度之后，判断脊柱有没有不稳定，或者有没有神经、血管受压迫的表现。

（3）有助于制订治疗策略及判断预后：对脊柱侧弯的患者进行脊柱活动度检查，有助于帮助医生制订相应的治疗策略，以及预测在治疗之后，脊柱侧弯能够恢复多少。

测量工具：关节角度尺（量角器）是测量关节活动度的常用工具，由一个带有半圆形（0°~180°）或圆形（0°~360°）角度计的固定臂（近端臂）和一个移动臂（远端臂）组成。

下面介绍一些常用的脊柱活动度测量方法。由于胸椎活动度较小且与腰椎联系紧密，所以同时测量胸腰椎的活动度。

## （一）测测你的颈椎灵活吗（图 5-11）

1. 颈前屈（0°～45°）

青少年保持坐位或直立位，双臂放松于身体两侧。测试者站立于其侧后方，以便清楚地观察颈椎活动。测试时，青少年轻微进行点头动作，使颈椎前屈，从上方颈椎开始，逐渐向下。下颌应尽量贴近胸骨，观察前屈角度能否达到 45°。若使用关节角度尺进行测量，需要固定臂与地面保持垂直，移动臂处于外耳道与鼻尖的连线上，轴心位于两臂连线中点。随后，指导青少年缓慢低头，使下颌尽可能靠近胸部，测量起始位与终末位之间的角度。测量过程中，需注意避免胸腰椎屈曲的代偿动作的干扰。

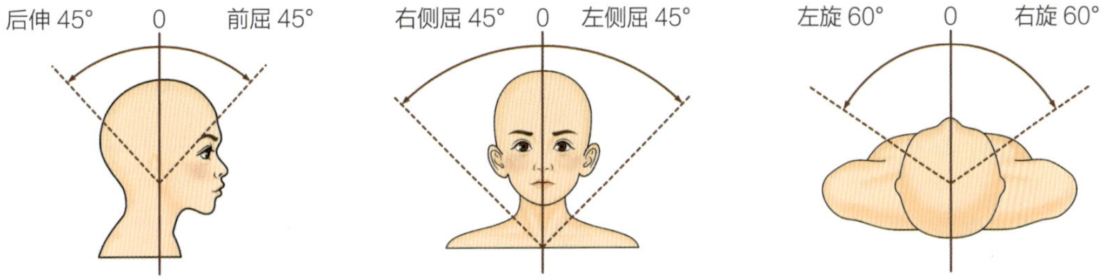


图 5-11　颈椎活动度测量

2. 颈后伸（0°～45°）

青少年保持坐位或直立位，头慢慢向后伸展，测试者观察其眼睛能否直视天花板。若使用关节角度尺进行测量，需将固定臂与地面保持垂直，移动臂处于外耳道与鼻尖的连线上，轴心处于两臂连线中点。随后，指导青少年缓慢抬头，尽量让头后伸，测量起始位与终末位之间的角度。测量过程中注意避免胸腰椎伸展的代偿动作的干扰。

3. 颈侧屈（0°～45°）

青少年保持坐位或直立位，头慢慢向左或右侧屈，测试者观察其侧屈角度是否达到 45°。若使用关节角度尺进行测量，需将固定臂沿胸椎棘突与地面保持垂直，移动臂对准枕后隆突，轴心对准第 7 颈椎的棘突（颈后最高的骨性标志）。让青少年向侧方屈颈使耳朵向肩部移动，用关节角度尺测出它的活动角度。测量过程中注意避免出现胸腰椎侧屈的代偿动作的干扰。

4. 颈旋转（0°～60°）

青少年保持坐位或直立位，头缓慢向左或右旋转，测试者观察其下颌尖能否自如地贴近锁骨中点。若使用关节角度尺进行测量，需将固定臂与地面平行或与测量侧肩峰对齐，移动臂对准鼻尖，轴心置于头顶中心点。测量时，青少年头部处于中立位，随后从右往左缓慢旋转。测量过程中，注意避免躯干旋转等代偿动作的干扰。

## （二）测测你的胸腰椎灵活吗（图 5-12）

1. 脊柱前屈（0°～90°）

青少年站立位，缓慢向前屈曲，测试者观察青少年能否自如地达到 90°，或者用卷尺测量直立和屈曲后的第 7 颈椎至第 1 骶椎的脊柱长度，计算直立位长度减去屈曲位长度能否达 10 厘米。如果腰部不能屈曲或者屈曲过程中有疼痛，说明胸腰椎前屈灵活性不足。

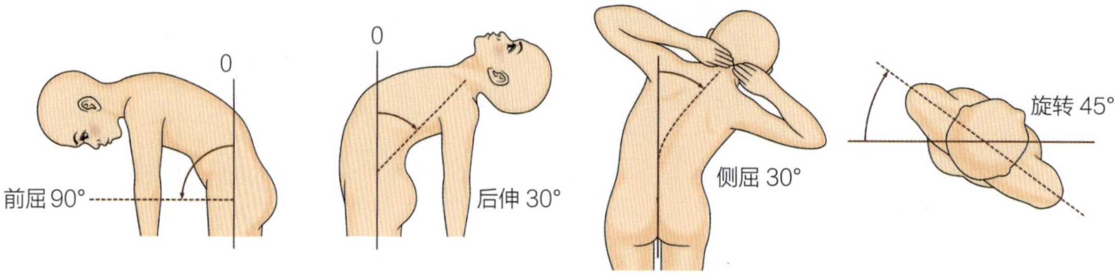


图 5-12　腰椎活动度测量

2. 脊柱后伸（0°～30°）

青少年站立位，双手置于体侧，缓慢向后仰，注意不要挺腹，不要让髋关节前移超过脚尖，测试者观察其双肩后移能否超过脚跟。若使用关节角度尺进行测量，青少年需保持直立位，角度尺的固定臂通过第 5 腰椎棘突的垂直线，移动臂位于第 7 颈椎棘突与第 5 腰椎棘突连线，轴心置于第 5 腰椎棘突。测量时固定其骨盆，同时指导青少年向后伸展脊柱。避免运动过程中出现骨盆后倾，老师或家长观察其能否自如地后仰达到 30°。如果不能后仰或后仰过程中有疼痛，说明胸腰椎后伸灵活性不足。

3. 脊柱侧屈（0°～30°）

青少年站立位，双手自然下垂，慢慢向左侧弯腰，再慢慢向右侧弯腰，测试者观察其两侧手掌是否都能触到两侧膝关节以下。若使用关节角度尺进行测量，青少年需保持直立位，角度尺的固定臂置于骶髂连线中点的垂直线上，移动臂置于第 7 颈椎棘突与第 5 腰椎棘突连线上，轴心置于第 5 腰椎棘突。指导青少年进行侧屈运动，注意避免运动过程中骨盆的倾斜。若出现一侧无法完成侧屈或侧屈过程中伴有疼痛，则提示胸腰椎侧屈灵活性不足。

4. 脊柱旋转（0°～45°）

青少年站立位，关节角度尺固定臂与双侧髂前上棘连线平行，移动臂与双侧肩峰连线平行，轴心置于头部中点。在保持骨盆中立位的同时，指导青少年进行躯干上部旋转运动，注意避免运动过程中出现骨盆的旋转，以免发生代偿。若出现一侧无法完成旋转或旋转过程中伴有疼痛，则提示胸腰椎旋转灵活性不足。

## 二、脊柱肌肉力量测试

### （一）肌力测试

肌力指在肌肉骨骼系统负荷的情况下，肌肉为维持姿势、启动或控制运动而产生一定张力的能力。肌肉力量的临床评定是在肌力明显减弱或功能活动受到影响时检查相关肌肉或肌群的最大收缩力量。

肌力水平与个体的日常生活活动能力密切相关。脊柱肌肉力量下降，会进一步影响脊柱的力学平衡。健康的脊柱需要具备正常的形态、良好的灵活性和一定的肌肉力量支撑，才不至于轻易就受到伤害。脊柱力量测试是通过一系列的动作来评估的。较常见的是徒手测试方法，见表 5-2。肌力评级将肌肉力量分为正常（Normal）、良好（Good）、可（Fair）、差（Poor）、微弱（Trace）、无收缩（Zero）6 个等级，以此评定肌肉力量是否正常及判断无力程度。

表 5-2　肌力评定标准

| 分级 | 名称 | 评级标准 |
|---|---|---|
| 0 | 无收缩（Zero，0） | 未触及肌肉的收缩 |
| 1 | 微弱（Trace，T） | 可触及肌肉的收缩，但不能引起关节活动 |
| 2 | 差（Poor，P） | 解除重力的影响，能完成全关节活动度的运动 |
| 3 | 可（Fair，F） | 能抗重力完成全关节活动度的运动，但不能抗阻力 |
| 4 | 良好（Good，G） | 能抗重力及轻度阻力，完成全关节活动度的运动 |
| 5 | 正常（Normal，N） | 能抗重力及最大阻力，完成全关节活动度的运动 |

1. 颈部前屈和后伸力量测试

青少年坐在椅子上，双脚平放在地面上，双手交叉放在胸前。测试者轻轻按压其额头，令其尽力向前屈颈以抵抗测试者的压力。反之，测试颈部后伸肌群力量时，则令其尽力向后仰头。测试过程中青少年需保持正直的姿势，避免借助手臂或者身体其他部位来完成动作。记录其能够抵抗的最大压力水平。

2. 颈部侧屈力量测试

青少年坐在椅子上，双脚平放在地面上，双手交叉放在胸前。测试者轻轻按压其头部，令其尽力向一侧屈颈部以抵抗测试者的压力。同样，青少年需保持正直的姿势，避免借助手臂或者身体其他部位完成动作。记录其能够抵抗的最大压力水平。

3. 站立位测试

青少年取站立位，双脚分开与肩同宽，双眼平视前方。当听到“开始”口令后，双臂向前平举（肩关节屈曲 90°），测试者观察此时其身体姿势。随后，青少年尽最大努力保持该姿势 30 秒，测试者再次观察其脊柱形态是否发生变化。若其能够很好地维持初始姿势且无明显变化，则表明脊柱力量不错。

4. 仰卧位测试

青少年仰卧位，双膝弯曲，双脚平放在地面上。测试者位于其双脚端，用手按住其双脚，令其尽力向上抬起双腿，同时测试者施加向下的阻力。这个动作可以测试青少年腰部肌肉的力量。

5. 俯卧位测试

青少年俯卧位，双手交叉放在胸前。测试者位于其双脚端，用手按住其双脚，令其尽力向上抬起上半身，同时测试者施加向下的阻力。这个动作可以测试青少年背部肌肉的力量。

### （二）肌肉耐力测试

肌肉耐力是指肌肉在持续或重复收缩的情况下能够维持力量或运动的能力。它涉及肌肉对持续性活动的耐受能力，通常与肌肉的持久力和耐力有关。在运动和体育训练中，肌肉耐力通常被认为是肌肉对持续性活动的反应能力，而不是爆发力。青少年的脊柱肌肉耐力是评估其身体健康和体能状况的重要指标之一。良好的脊柱肌肉耐力不仅可以有效预防脊柱相关疾病的发生，还能促进青少年身体发育并提升其运动能力。因此，医务工作者、体育教练和家长等应当重视青少年脊柱肌肉耐力的测试和评估工作。

肌肉耐力测试分为等长肌肉耐力测试、动态肌肉耐力测试、等速肌肉耐力测试等。

（1）等长肌肉耐力测试：是一种常用的评估脊柱肌肉耐力的方法。测试时，青少年保持某一特定姿势不动，如平板支撑，记录青少年维持姿势的时间，以此评估其脊柱肌肉的耐力水平。这种方法简单易行，但需要注意保持正确的姿势，避免其他肌肉代偿。

（2）动态肌肉耐力测试：是通过让青少年进行一系列连续的动作来评估其脊柱肌肉耐力水平。例如，连续做俯卧撑、仰卧起坐或引体向上等动作，以此评估其脊柱肌肉的耐力水平。这种方法更接近实际运动中的肌肉使用情况，但需要注意控制动作的准确性和连续性。

（3）等速肌肉耐力测试：是利用专门的等速测试设备来评估脊柱肌肉耐力水平。测试时，青少年以恒定的速度进行某种动作，如屈伸、旋转等，设备会自动记录完成动作的次数和时间。这种方法具有较高的准确性和客观性，但需要专业的设备和操作人员。

1. 常用测试方法

（1）平板支撑测试：评估核心肌群耐力及脊柱的稳定性。方法：青少年采取俯卧姿势，肘部和脚尖撑地，保持身体呈一条直线（图 5-13）。测试者计时，直到青少年无法维持姿势为止。注意确保动作正确，避免腰部下沉或抬起。

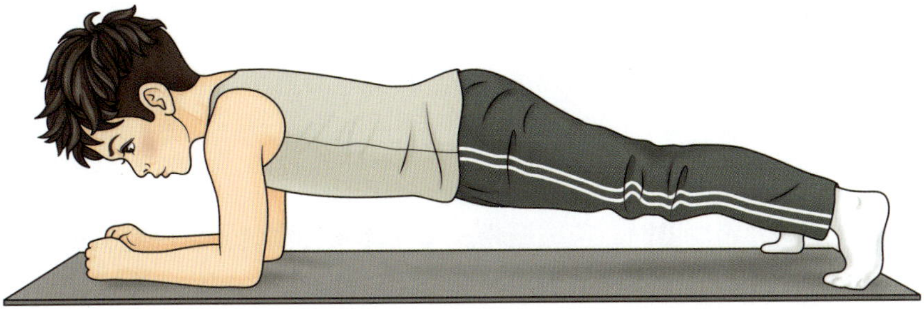

图 5-13　平板支撑

（2）俯卧撑测试：评估上肢及脊柱周围肌肉的耐力。方法：青少年采取俯卧姿势，双手撑地，身体保持直线。测试者记录青少年连续完成俯卧撑的次数，直到力竭为止。注意确保动作正确，避免腰部下沉或抬起。

（3）仰卧起坐测试：评估腹部及脊柱周围肌肉的耐力。方法：青少年仰卧在地面上，双手交叉置于胸前，双腿弯曲并拢。测试者记录青少年连续完成仰卧起坐的次数，直到力竭为止。注意避免使用颈部力量。

（4）背部拉力测试：评估背部肌肉的耐力。方法：青少年使用拉力器或拉力带进行背部拉力动作。测试者记录青少年连续完成拉力的次数，直到力竭为止。注意确保动作正确，避免使用腰部或手臂的力量。

2. 结果分析与应用

根据测试结果，评估青少年的脊柱肌肉耐力水平。对比训练后不同时间点的测试结果，可以追踪青少年肌肉耐力的进步情况，为青少年提供针对性的训练建议和指导，以提高其脊柱肌肉耐力水平。

## （三）脊柱肌肉力量测试注意事项

1. 确保测试环境的安全性

在进行脊柱肌肉力量测试时，首先要确保测试环境的安全性。选择一个宽敞、平坦且无障碍物的场地进行测试，以避免在测试过程中发生意外。同时，确保测试设备的安全性，如拉力器、测力计等，应检查其是否完好无损，以确保测试结果的准确性。

2. 进行适当的热身活动

在进行脊柱肌肉力量测试前，青少年应进行适当的热身活动，如慢跑、拉伸等。热身活动可以帮助青少年提高身体温度，增加肌肉的弹性和灵活性，从而降低受伤的风险。热身活动的强度和持续时间应根据青少年的体质和测试要求进行调整。

3. 保持正确的测试姿势

在进行脊柱肌肉力量测试时，青少年应保持正确的测试姿势。正确的姿势可以确保测试的准确性和有效性，同时也可以避免不必要的肌肉代偿和受伤风险。测试者应向青少年提供正确的姿势指导，并在测试过程中进行监督和纠正。

4. 控制测试强度和时间

在进行脊柱肌肉力量测试时，应根据青少年的体质和测试要求控制测试强度和时间。过高的测试强度和过长的测试时间可能导致青少年肌肉疲劳和受伤。测试者应根据青少年的实际情况逐步增加测试强度和时间，以确保测试的安全性和有效性。

5. 及时提供反馈和指导

在进行脊柱肌肉力量测试后，测试者应及时向青少年提供测试结果的反馈和指导。反馈可以帮助青少年了解自己的肌肉力量水平和存在的问题，从而制订有针对性的训练计划。而指导可以帮助青少年改进测试姿势和技术，提高测试的准确性和有效性。

6. 合理安排测试间隔和频率

在进行脊柱肌肉力量测试时，应合理安排测试间隔时间和频率。过于频繁的测试可能导致青少年肌肉疲劳和受伤，而测试间隔时间过长则可能无法及时反映青少年的肌肉力量变化。测试者应根据青少年的实际情况和测试要求，合理安排测试间隔时间和频率，以确保测试的有效性和安全性。

## 三、平衡和协调性评估

青少年的平衡和协调能力对于他们的身体发育和运动技能的发展至关重要。良好的平衡和协调能力，不仅可以帮助青少年在日常生活中保持身体稳定性和动作灵活性，还对他们参与各类体育活动和运动项目具有重要的促进作用。因此，对青少年的平衡和协调能力进行评估是非常重要的。接下来，我们将介绍一些常见的青少年平衡和协调能力的评估方法。

## （一）静态平衡评估方法

1. 单脚站立测试

单脚站立测试是一种简单而有效的评估青少年平衡能力的方法。青少年被要求分别使用单脚站立并尽力保持平衡，观察他们在保持平衡时的表现。通过这个测试可以评估青少年的基本平衡能力，同时也可以发现是否存在某一侧的平衡能力较弱的情况。若想增加难度还可以采用闭眼单脚站立测试。这是一种常用的静态平衡能力测试方法。青少年闭眼，单脚站立，对侧腿屈膝，并贴靠在站立腿的膝部，使脚离开地面。测试从脚离地面开始计时，至离地脚落地或站立脚移动时停止计时，计算闭眼单脚站立的时间（图 5-14）。这个测试可以评估青少年静态下的平衡能力。

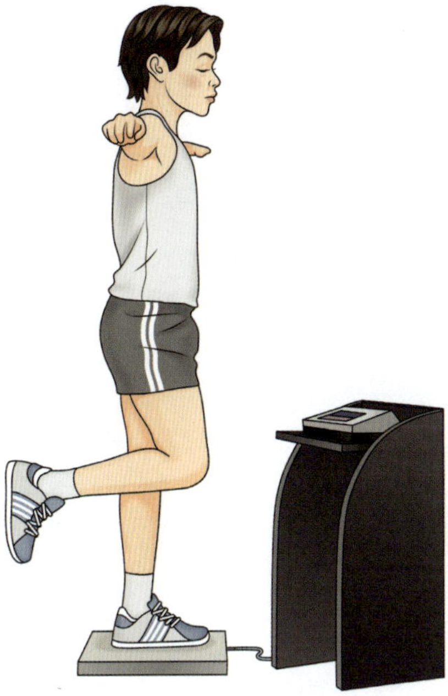

图 5-14　单脚闭目站立

2. 平衡板测试

平衡板测试是一种常见的静态平衡评估方法。测试者站在平衡板上，观察他们在不同挑战条件下的平衡能力，如闭眼站立、单脚站立等。这种测试方法可以更真实地模拟日常生活活动，对青少年的平衡能力进行更全面的评估。

## （二）动态平衡评估方法

1. 动态平衡测试

动态平衡测试是通过一些动态平衡测试项目，如侧向跳、前后跳等，来评估青少年在动态环境下的平衡能力。这种测试方法更贴近实际运动场景，可以评估青少年在运动中的平衡表现，对于经常参与体育活动的青少年尤为重要。

2. 运动功能评估

通过一些基本的运动功能测试项目，如深蹲、俯卧撑等，来评估青少年的整体运动功能，也涉及平衡和协调性的评估。这些测试项目可以帮助评估青少年的肌肉力量、灵活性和平衡能力，对于全面了解青少年的运动能力具有重要意义。

## （三）协调性评估方法

1. 协调性测试项目

除了平衡能力的评估外，青少年的协调能力也同样重要。使用一些协调性测试项目，如跳跃、倒立、抓握测试等，来评估青少年的协调能力（图 5-15）。这些测试项目可以帮助评估青少年在复杂动作中的协调能力，对于他们参与各类体育项目和运动训练具有重要意义。

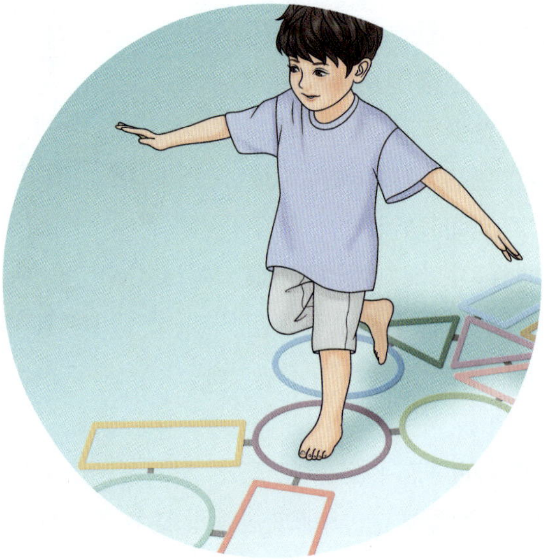

图 5-15　协调性测试（跳跃）

2. 其他评估方法

除了以上几种方法外，还有一些其他评估方法，如六角反应球抓球、往返跑、十字形变向跑、反复侧跨步等。这些方法可以综合评估青少年的平衡和协调能力。需要注意的是，在进行测试时，应确保测试环境的安全性，避免青少年在测试过程中受伤。同时，测试者应根据青少年的实际情况和需求选择合适的测试方法，并遵循标准化的测试流程进行评估。

## （四）评估的意义和应用

青少年平衡和协调能力的评估不仅有助于了解他们的身体发育状况和运动能力水平，还可以为青少年制订有针对性的运动训练计划，帮助他们提高平衡和协调能力，预防运动损伤。

# 第三节　脊柱的特殊评估方法

## 一、量表评估

对脊柱疾病治疗反应的评估，功能障碍和疼痛指数比单纯的损伤评价更准确。脊柱功能自评量表、颈椎功能障碍指数量表、改良 Oswestry 功能障碍指数量表以及脊柱侧弯研究协会 22 项问卷可量化评估青少年的脊柱功能、功能障碍情况以及预测康复进程。

### （一）脊柱功能自评量表

脊柱功能自评量表适用于健康人群的脊柱功能健康评估以及脊柱相关疾病预防，具有良好的信度和效度。其包含姿势评估、肌肉力量评估和功能评估三大类，共 8 个项目，每个项目共 3 分，0 分表示脊柱运动功能丧失，1 分表示严重的脊柱运动功能障碍，2 分表示轻度至中度的脊柱运动功能障碍，3 分表示良好的脊柱运动功能。测试中整体功能满分为 24 分，得分越高表示脊柱功能越好；优良为 20～24 分；合格为 15～19 分；较差为 0～14 分。

1. 脊柱功能自评量表的姿势评估

（1）直立姿势下的脊柱姿势评估：分别评估耳与肩峰之间的对齐度、肩部水平对称性、髂前上棘水平以及腰椎弯曲度（图 5-16～图 5-19）。4 个项目均异常为 0 分；4 个项目中有 1 个正常为 1 分；4 个项目中有 2～3 个正常为 2 分；4 个项目均正常为 3 分。

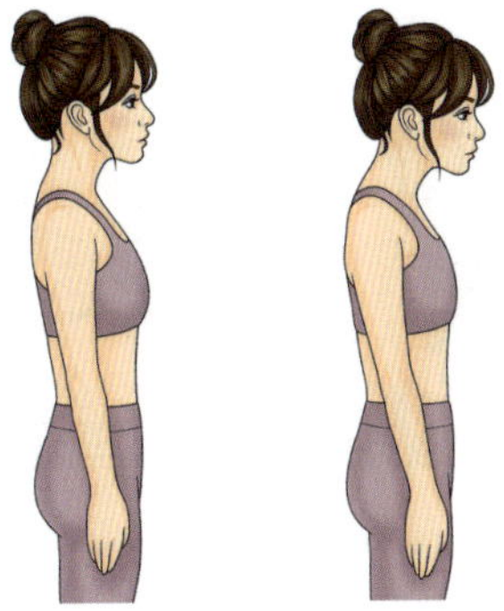


图 5-16　耳与肩峰之间的对齐度

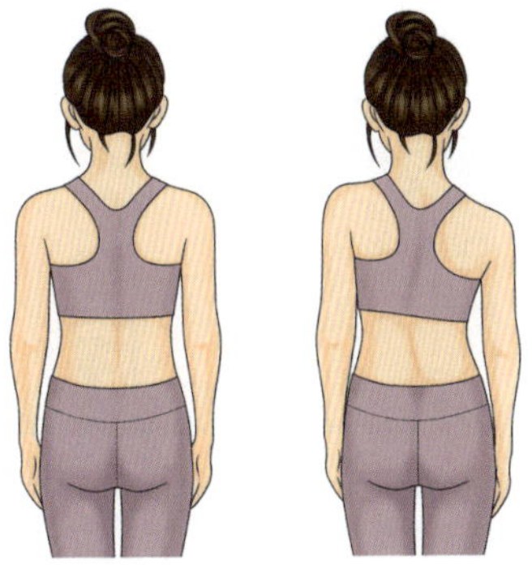


图 5-17　肩部水平对称性

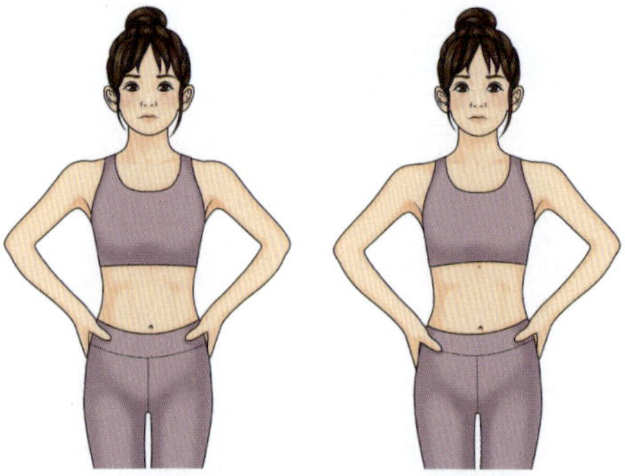


图 5-18　髂前上棘水平

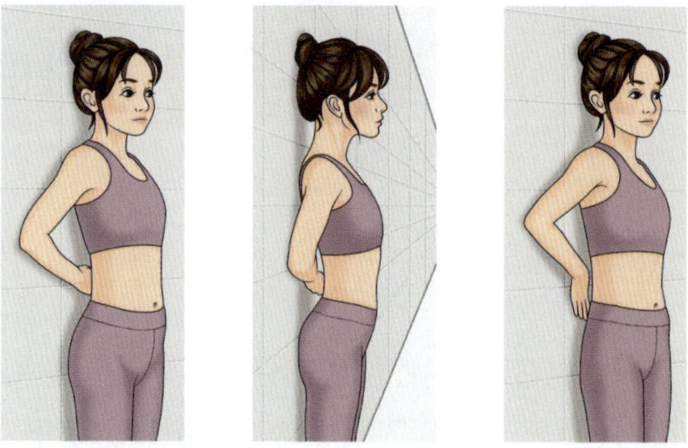


图 5-19　腰椎弯曲度

（2）卧位姿势下的脊柱姿势评估：分别评估肩峰水平、鼻线位置和侧卧位腰椎弯曲度（图 5-20～图 5-22）。所有项目均异常为 0 分；3 个项目中有 1 个正常为 1 分；3 个项目中有 2 个正常为 2 分；3 个项目均正常为 3 分。

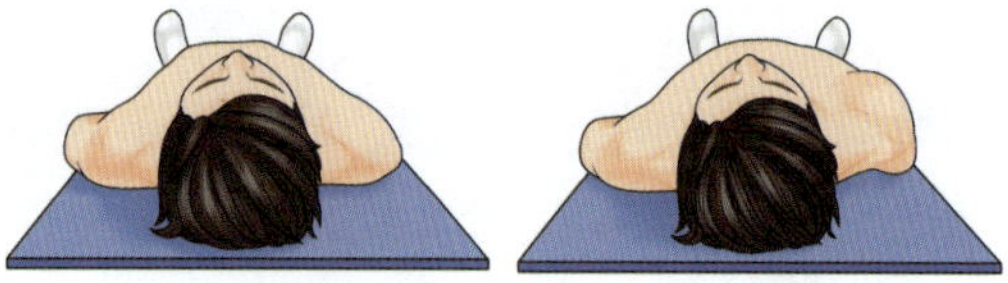


图 5-20　肩峰水平

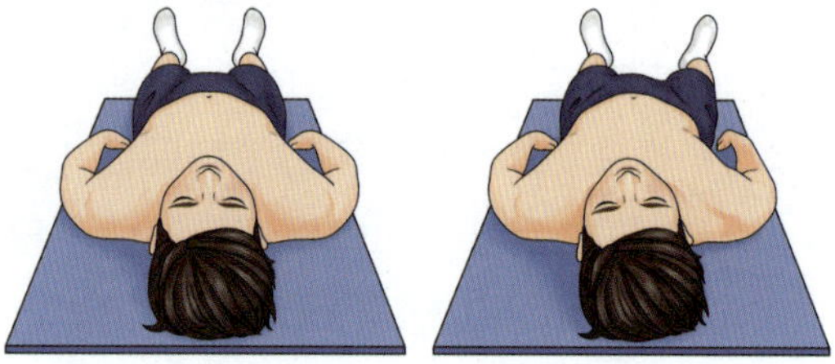


图 5-21　鼻线位置

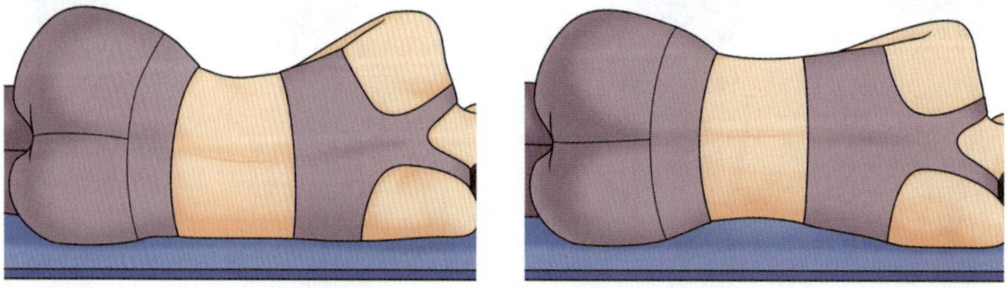


图 5-22　侧卧位腰椎弯曲度

2. 脊柱功能自评量表的肌肉力量评估

（1）颈部屈肌力量评估：评估青少年仰卧位主动屈颈时颈部肌肉的力量（图 5-23）。如果青少年不能将头抬离垫面，或在用力时观察到下颌抬起等代偿运动，则得 0 分。如果在颌收颈屈时，青少年能够将头抬离垫面，但无法承受施加于前额的两指阻力（即青少年的下颌抬起或青少年无法保持姿势 2 秒），则得 1 分。如果青少年能够在两指阻力下将头抬离垫面 2 秒，但无法承受整个手掌阻力（即青少年的下颌抬起或青少年无法保持姿势 2 秒），则得 2 分。如果青少年能够顶住施加在前额的整个手掌阻力将头抬离垫面，并保持该姿势 2 秒以上，则得 3 分。

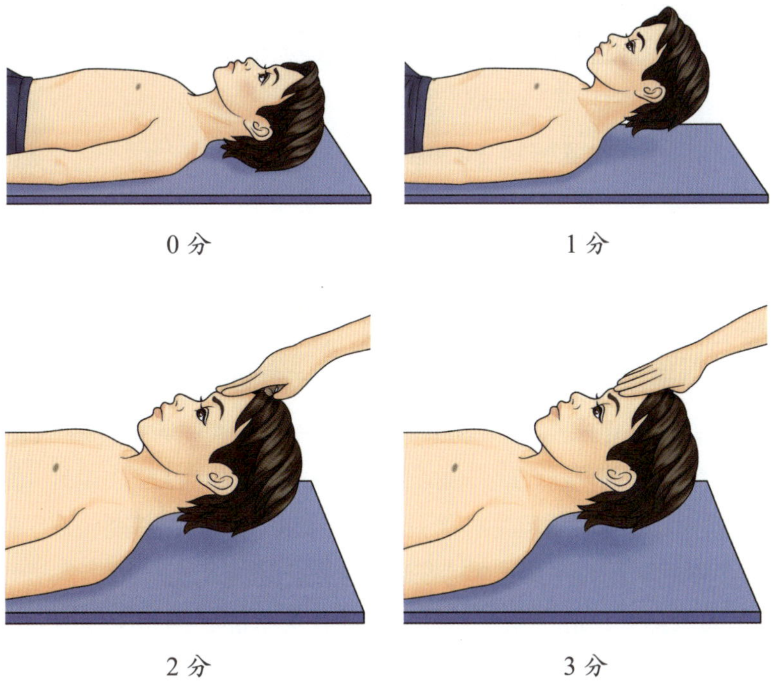


图 5-23　颈部屈肌力量评估

（2）腹部核心肌肉力量评估：评估青少年脊柱肌肉力量、核心稳定性和运动协调性。要求青少年保持平板姿势：俯卧位，双肘和双脚支撑躯干（图 5-24）。如果青少年不能保持平板姿势 1 分钟，则得 0 分。如果青少年能够保持平板姿势超过 1 分钟，则得 1 分。如果青少年单肘和单脚保持平板姿势 15 秒以上，并同时抬高上肢和对侧下肢，则得 2 分。如果青少年能抬高一侧上肢和对侧下肢，并用一只手掌和一只脚保持稳定的躯干姿势 15 秒以上，则得 3 分。

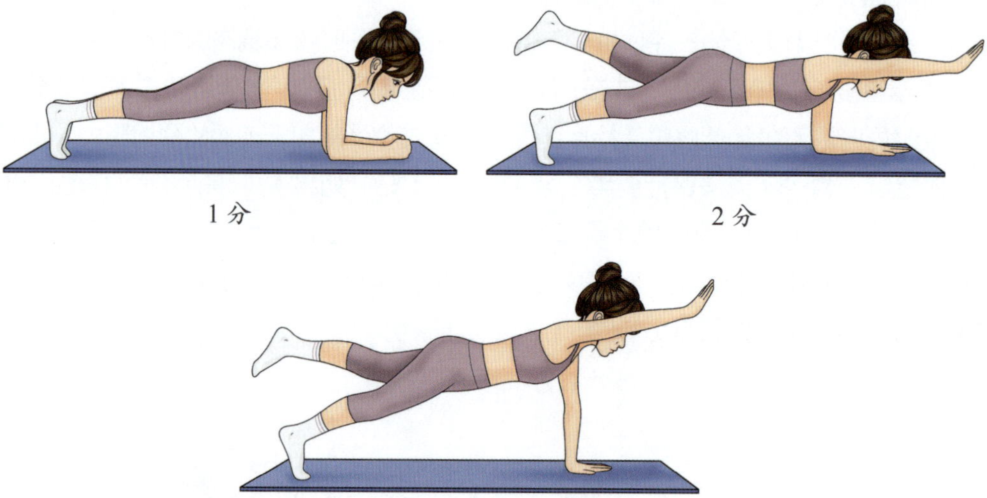

1 分　　2 分

3 分

图 5-24　腹部核心肌肉力量测试评分

3. 脊柱功能自评量表的功能评估

（1）俯卧撑：评估动态姿势和脊柱在矢状面和冠状面上的运动，以及脊柱运动的协调性（图 5-25）。如果青少年不能用双肘支撑，伸展背部和抬起上半身，则得 0 分。如果青少年能够向后伸展并用双侧肘部抬起上半身，但不能用双侧手抬起上半身；或者上半身明显抬离垫面的距离超过两指宽，则得 1 分。如果青少年能够用双手向后伸展并抬起上半身，但双手不能向骨盆方向移动，或者在移动过程中，明显从垫面抬起，距离超过两指宽，则得 2 分。如果青少年能够向后伸展并用双掌支撑上半身，并能将双手向骨盆方向移动一个手掌以上的距离，同时将骨盆保持在起始位置，则得 3 分。

（2）仰卧抱膝触胸：评估腰骶部脊柱和骨盆在矢状面上的动态姿势和运动情况，以及脊柱运动的协调性（图 5-26）。如果青少年不能将臀部（在测量臀围的位置）抬离垫面，则得 0 分。如果青少年能将臀部从垫面抬起，但髂后上棘不能从垫面抬起，则得 1 分。如果青少年能够将髋部从垫面抬起至髂后上棘水平，但下腰椎仍与垫面保持接触（从侧面看骨盆区域没有明显的上翘曲线），则得 2 分。如果青少年能够将臀部和腰椎从垫面抬起，并且从侧面看骨盆区域有明显的上翘曲线，则得 3 分。

（3）墙面卷动（图 5-27）：评估脊柱在矢状面上的姿势和运动、节间活动度和稳定性以及脊柱运动的整体协调性。如果青少年不能达到最大颈部前屈，或青少年的肩部及以下部位在颈部前屈时失去与墙面的接触，则得 0 分。如果青少年能够达到颈部最大前屈幅度，但当肩部从墙壁向下卷动时，上背部会在前屈时失去与墙壁表面的接触，则得

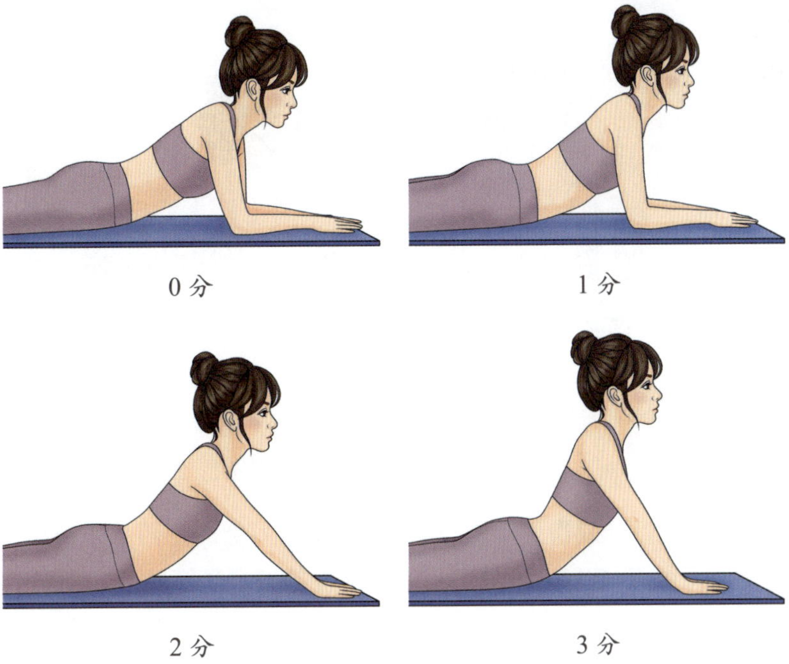


图 5-25　俯卧撑评估评分

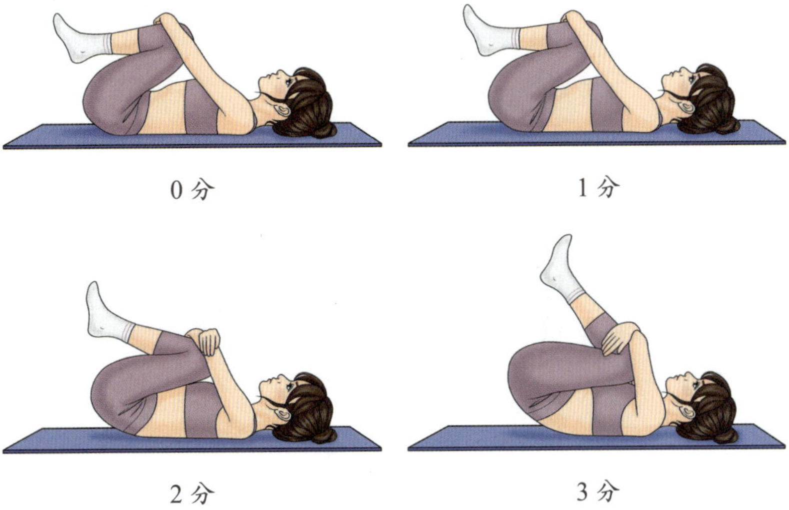


图 5-26　仰卧抱膝触胸评估评分

1 分。如果青少年能够达到颈部最大屈曲，肩部向下卷动，上背部逐渐前屈，但腰椎区域在前屈时失去与墙壁表面的接触，则得 2 分。如果青少年能够在腰椎紧贴墙壁的情况下实现最大限度的颈部屈曲、肩部下卷和上背部前屈；然后青少年能够将腰椎向下卷动，直

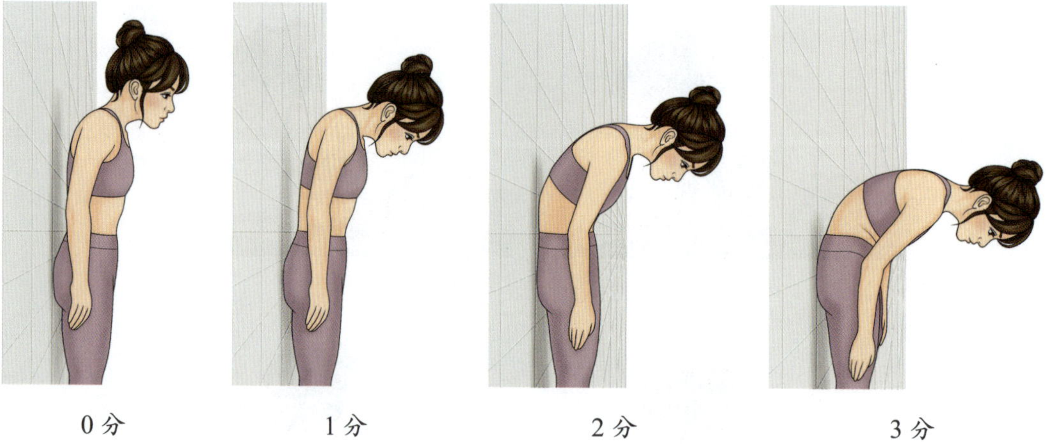


图 5-27　墙面卷动评估评分

至髋部与墙壁表面失去接触或青少年无法保持静态站立姿势，则得 3 分。

（4）墙面滑动（图 5-28）：评估胸椎在矢状面的姿势和活动度、上肢的活动范围以及脊柱运动的协调性。如果青少年不能保持双上肢同时接触墙面，则得 0 分。如果青少年能够保持双上肢与墙面接触，但双臂不能向上滑动；或在滑动过程中，肘部、腕部或手背的任何一个或多个部位与墙面失去接触，则得 1 分。如果在向上滑动过程中，青少年能够保持双上肢与墙面接触，但双臂不能完全伸直；或在伸直过程中，肘部、腕部或手背的任何一个或多个部位与墙面失去接触，则得 2 分。如果青少年能够将双上肢滑上墙面，同时与墙面保持接触，直至双臂完全伸直，则得 3 分。

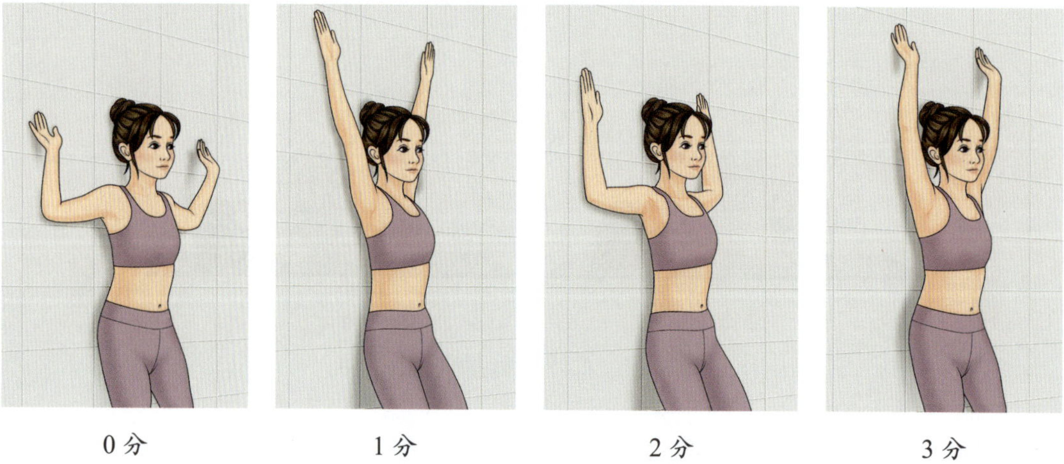


图 5-28　墙面滑动评估评分

根据上述细则的评分情况，将相应的分数填入脊柱功能自评量表（表 5-3）。

表 5-3 脊柱功能自评量表

<table>
<tr><td colspan="4">姓名：<br>身高（cm）：<br>常规锻炼：是□</td><td colspan="2">性别：<br>体重（kg）：<br>否□</td><td colspan="3">年龄：<br>职业：</td></tr>
<tr><td rowspan="2"></td><td colspan="3" rowspan="2">项目</td><td colspan="4">评分细则</td><td rowspan="2">得分</td></tr>
<tr><td>0</td><td>1</td><td>2</td><td>3</td></tr>
<tr><td rowspan="7">姿势评估</td><td rowspan="4">直立</td><td colspan="2">耳与肩峰对齐度</td><td rowspan="4">4 个项目均异常</td><td rowspan="4">1 个项目正常</td><td rowspan="4">2~3 个项目正常</td><td rowspan="4">4 个项目均正常</td><td rowspan="4"></td></tr>
<tr><td colspan="2">肩部水平对称性</td></tr>
<tr><td colspan="2">髂前上棘水平</td></tr>
<tr><td colspan="2">腰椎曲度</td></tr>
<tr><td rowspan="3">卧位</td><td rowspan="2">背部</td><td>肩峰水平</td><td rowspan="3">3 个项目均异常</td><td rowspan="3">1 个项目正常</td><td rowspan="3">2 个项目正常</td><td rowspan="3">3 个项目均正常</td><td rowspan="3"></td></tr>
<tr><td>鼻线位置</td></tr>
<tr><td>侧面</td><td>腰椎曲度</td></tr>
<tr><td rowspan="2">肌肉力量评估</td><td colspan="3">颈部屈肌</td><td>青少年不能将头抬离垫面，或在用力时观察到下颌抬起等代偿运动</td><td>在颌收颈屈时，青少年能够将头抬离垫面，但无法承受施加于前额的两指阻力</td><td>青少年能够在两指阻力下将头抬离垫面 2 秒，但无法承受整个手掌阻力</td><td>青少年能够顶住施加在前额的整个手掌阻力将头抬离垫面，并保持该姿势 2 秒以上</td><td></td></tr>
<tr><td colspan="3">腹部核心肌群</td><td>青少年不能用肘部和双脚支撑保持平板姿势超过 1 分钟</td><td>青少年能够在肘部和双脚支撑下保持平板姿势 1 分钟以上</td><td>青少年单肘和单脚保持平板姿势 15 秒以上时能够抬高上肢和对侧下肢</td><td>青少年能抬高一侧上肢和对侧下肢，并用一只手掌和一只脚保持稳定的躯干姿势 15 秒以上</td><td></td></tr>
<tr><td>功能评估</td><td colspan="3">俯卧撑</td><td>青少年不能用双肘支撑，伸展背部和抬起上半身</td><td>青少年能够向后伸展并用双侧肘部抬起上半身，但不能用双侧手抬起上半身；或者上半身明显抬离垫面的距离超过两指宽</td><td>青少年能够用双手向后伸展并抬起上半身，但双手不能向骨盆方向移动，或者在移动过程中，明显从垫面抬起，距离超过两指宽</td><td>青少年能够向后伸展并用双掌支撑上半身，并能将双手向骨盆方向移动一个手掌以上的距离，同时将保持在起始位置</td><td></td></tr>
</table>

续表

<table>
<tr><th rowspan="2"></th><th rowspan="2">项目</th><th colspan="4">评分细则</th><th rowspan="2">得分</th></tr>
<tr><th>0</th><th>1</th><th>2</th><th>3</th></tr>
<tr><td rowspan="3">功能评估</td><td>仰卧抱膝触胸</td><td>青少年不能将臀部抬离垫面</td><td>青少年能将臀部从垫面抬起，但髂后上棘不能从垫面抬起</td><td>青少年能够将髋部从垫面抬起至髂后上棘水平，但下腰椎仍与垫面保持接触</td><td>青少年能够将臀部和腰椎从垫面抬起，并且从侧面看骨盆区域有明显的上翘曲线</td><td></td></tr>
<tr><td>墙面卷动</td><td>青少年不能达到最大颈部前屈，或青少年的肩部及以下部位在颈部前屈时失去与墙面的接触</td><td>青少年能够达到颈部最大前屈幅度，但当肩部从墙壁向下卷动时，上背部会在前屈时失去与墙壁表面的接触</td><td>青少年能够达到颈部最大屈曲，肩部向下卷动，上背部逐渐前屈，但腰椎区域在前屈时失去与墙壁表面的接触</td><td>青少年能够在腰椎紧贴墙壁的情况下实现最大限度的颈部屈曲、肩部下卷和上背部前屈；然后青少年能够将腰椎向下卷动，直至髋部与墙壁表面失去接触或青少年无法保持静态站立姿势</td><td></td></tr>
<tr><td>墙面滑动</td><td>青少年不能保持双上肢同时接触墙面</td><td>青少年能够保持双上肢与墙面接触，但双臂不能向上滑动；或在滑动过程中，肘部、腕部或手背的任何一个或多个部位与墙面失去接触</td><td>在向上滑动过程中，青少年能够保持双上肢与墙面接触，但双臂不能完全伸直；或在伸直过程中，肘部、腕部或手背的任何一个或多个部位与墙面失去接触</td><td>青少年能够将双上肢滑上墙面，同时与墙面保持接触，直至双臂完全伸直</td><td></td></tr>
<tr><td>总分</td><td colspan="5">整体脊柱功能：优良：20~24 分；合格：15~19 分；较差：0~14 分</td><td></td></tr>
</table>

## （二）颈椎功能障碍指数

颈椎功能障碍指数量表用于评估因颈椎疼痛导致功能障碍的严重程度（表 5-4）。总分由各项得分相加，并以百分比的形式呈现，该量表已证实对颈痛的患者可靠且有效并广泛应用。颈椎功能障碍指数量表由 10 项针对不同功能障碍的问题组成，每项自上而下依次得分 0～5 分，分数越高表示功能障碍越严重。如果青少年回答了所有项目，总分 / 50×100% 即为百分比。

## 表 5-4　颈椎功能障碍指数量表

姓名：
日期：
此问卷是为了提供给家长 / 老师关于颈痛如何影响青少年的日常活动能力的信息。请回答下列问题，每个问题只选择最能描述您今天状况的一项

1. 疼痛强度
☐ 我现在没有疼痛
☐ 疼痛现在非常轻微
☐ 疼痛现在是中等
☐ 疼痛现在比较严重
☐ 疼痛现在非常严重
☐ 疼痛现在严重到难以想象
2. 个人照护（洗漱、穿衣等）
☐ 我能在不导致额外疼痛的情况下自我照护
☐ 我能自我照护，但是会导致额外疼痛
☐ 我自我照护的时候会产生疼痛，我会小心缓慢地行动
☐ 我的日常生活需要一些帮助
☐ 我每天大部分的自我照护需要在帮助下完成
☐ 我不能穿衣，洗漱困难，需要躺在床上
3. 提重物
☐ 我能在没有产生额外疼痛的情况下提起重物
☐ 我能提起重物，但是会产生额外疼痛
☐ 疼痛导致我不能从地上提起重物，但是如果位置方便，我可以提起重物（比如放在桌子上）
☐ 疼痛会妨碍我提起重物，但可以提起中等重量的物体
☐ 我只能提起非常轻的东西
☐ 我不能提起任何东西
4. 阅读
☐ 我能在无颈痛的情况下想阅读多久就多久
☐ 我想阅读多久就多久，但是会产生轻微颈痛
☐ 我想阅读多久就多久，但是会产生中等颈痛
☐ 由于中等颈痛，我不能阅读太久
☐ 由于严重的颈痛，我很难阅读
☐ 我完全不能阅读
5. 头痛
☐ 我完全没有头痛
☐ 我有轻微头痛，但不频繁
☐ 我有中等头痛，但不频繁
☐ 我时常会有中等头痛
☐ 我时常会有严重头痛
☐ 我几乎一直都头痛

续表

| |
|---|
| 6. 专注力<br>□ 我能完全集中注意力<br>□ 我能完全集中注意力，但是有点困难<br>□ 在集中注意力的时候我有一定的困难<br>□ 在集中注意力的时候我有很大困难<br>□ 我非常难集中注意力<br>□ 我完全不能集中注意力<br>7. 日常生活活动<br>□ 正常<br>□ 只能完成日常生活活动，不能再多<br>□ 只能完成大部分的日常生活活动<br>□ 不能完成日常生活活动<br>□ 很难做任何日常生活活动<br>□ 完全不能<br>8. 体育课<br>□ 我能正常上体育课，不会有任何颈痛<br>□ 我能正常上体育课，但是会产生轻微颈痛<br>□ 我能正常上体育课，但是会产生中等颈痛<br>□ 由于中等颈痛，我不能正常上体育课<br>□ 由于严重颈痛，我很难上体育课<br>□ 我完全不能上体育课<br>9. 睡眠<br>□ 我的睡眠正常<br>□ 我的睡眠被轻微扰乱（缺少睡眠低于 1 小时）<br>□ 我的睡眠被轻微扰乱（缺少睡眠 1~2 小时）<br>□ 我的睡眠被重度扰乱（缺少睡眠 2~3 小时）<br>□ 我的睡眠被严重扰乱（缺少睡眠 3~5 小时）<br>□ 我的睡眠已完全被扰乱（缺少睡眠 5~7 小时）<br>10. 娱乐<br>□ 我能参与所有的娱乐活动，不会导致颈痛<br>□ 我能参与所有的娱乐活动，但是会导致轻微颈痛<br>□ 由于颈痛，我只能参与大部分的娱乐活动<br>□ 由于颈痛，我只能参与一些娱乐活动<br>□ 由于颈痛，我很难参与娱乐活动<br>□ 我不能参与任何娱乐活动 |

### （三）腰痛功能障碍评估

改良 Oswestry 功能障碍指数量表主要针对急性腰痛青少年，能够评估由疼痛导致的功能障碍程度（表 5-5）。该量表由 10 个问题组成，包括疼痛强度、个人照护、提重物、走路、坐位、站立、睡眠、社会生活、旅行、学习 / 家务 10 个方面，每个问题分为 6 个选项，每个问题的最高得分为 5 分，选择第一个选项得分为 0 分，依次选择最后一个选项得分为 5 分。如果青少年回答了所有项目，总分 /50×100% 为得分百分比，分数越高表示功能障碍越严重。

表 5-5　改良 Oswestry 功能障碍指数

| |
|---|
| 第一部分：<br>姓名：　　　　　　　　　年龄：　　　　日期：<br>职业：　　　　　　　　　背痛发生天数：（现阶段） |
| 第二部分：此问卷是为了提供给治疗师关于背痛如何影响青少年的日常活动能力的信息，请在每项中选出最符合青少年今天病情的描述。如果青少年认为有两项都可以描述其病情，请只选出最接近其当前病情的一个。<br>疼痛强度<br>□ 轻微疼痛，时有时无<br>□ 轻微疼痛，程度无明显变化<br>□ 中等疼痛，时有时无<br>□ 中等疼痛，程度无明显变化<br>□ 严重疼痛，时有时无<br>□ 严重疼痛，程度无明显变化<br>个人照护（洗漱、穿衣等）<br>□ 我并未因为要避免疼痛而改变我洗漱和穿衣的方式<br>□ 即使洗漱或穿衣会导致一些疼痛，我也没有改变做这些事情的方式<br>□ 洗漱和穿衣会使我的疼痛加剧，但是我也能按平常的方式完成<br>□ 洗漱和穿衣会使我的疼痛加剧，我有必要改变方式才能完成<br>□ 由于疼痛，在没有帮助的情况下我不能完成部分洗漱和穿衣活动<br>□ 由于疼痛，在没有帮助的情况下我完全不能完成洗漱和穿衣活动<br>提重物<br>□ 提重物时，我不会感觉疼痛加剧<br>□ 提重物时，我会感觉疼痛加剧<br>□ 疼痛导致我不能从地上提起重物，但是如果位置方便，我可以提起重物<br>□ 疼痛导致我不能从地上提起重物，但是如果位置方便，我可以提起中等重量的重物<br>□ 我只能提起非常轻的物品<br>□ 我不能提起任何物品<br>走路<br>□ 我走路时不会疼痛<br>□ 我走路时会疼痛，但是仍能走到正常距离<br>□ 疼痛导致我不能长距离行走<br>□ 疼痛导致我不能中等距离行走<br>□ 疼痛导致我不能短距离行走<br>□ 疼痛导致我完全不能行走<br>坐位<br>□ 坐位不会导致任何疼痛<br>□ 我可以在自己选择的座椅上想坐多久就坐多久<br>□ 疼痛导致我不能维持坐位超过 1 小时<br>□ 疼痛导致我不能维持坐位超过 0.5 小时 |

续表

| |
|---|
| □ 疼痛导致我不能维持坐位超过 10 分钟<br>□ 疼痛导致我完全不能维持坐位<br>站立<br>□ 无论站多久我的疼痛都不会加剧<br>□ 我想站多久就能站多久，但是随着时间延长疼痛会加剧<br>□ 疼痛导致我不能维持站立超过 1 小时<br>□ 疼痛导致我不能维持站立超过 0.5 小时<br>□ 疼痛导致我不能维持站立超过 10 分钟<br>□ 疼痛导致我完全不能站立<br>睡眠<br>□ 我躺在床上的时候没有任何疼痛<br>□ 我躺着会有疼痛，但并不影响我的睡眠<br>□ 由于疼痛，我的睡眠时间只有平常的 3/4<br>□ 由于疼痛，我的睡眠时间只有平常的 1/2<br>□ 由于疼痛，我的睡眠时间只有平常的 1/4<br>□ 疼痛导致我完全不能入睡<br>社会生活<br>□ 我的社会生活照常，且不会使疼痛加剧<br>□ 我的社会生活照常，但会增加疼痛程度<br>□ 疼痛导致我不能参加耗能多的活动（比如体育运动、舞蹈等）<br>□ 疼痛导致我不能经常外出<br>□ 疼痛已经将我的社会生活限制在了家里<br>□ 由于疼痛，我几乎不能进行任何日常社会生活活动<br>旅行<br>□ 旅行不会加剧疼痛<br>□ 旅行时我感到些许疼痛，但是普通的旅行活动不会使疼痛加剧<br>□ 旅行时疼痛会加剧，但是并不会使我改变旅行的方式<br>□ 旅行时疼痛会加剧，并且会使我改变旅行的方式<br>□ 疼痛限制了我所有形式的旅行，除了我躺下来的时候<br>□ 疼痛限制了我所有形式的旅行<br>学习 / 家务<br>□ 我的日常学习 / 家务活动不会导致疼痛<br>□ 我的日常学习 / 家务活动使疼痛加剧，但我仍能按要求完成<br>□ 我能完成大部分的日常学习 / 家务活动，但疼痛导致我不能完成更多功能活动<br>□ 疼痛导致我只能完成少部分日常学习 / 家务活动<br>□ 疼痛导致我连轻体力的日常学习 / 家务活动都完成不了<br>□ 疼痛导致我不能完成任何日常学习 / 家务活动 |
| 第三部分：由老师 / 家长填写<br>最初得分：　　　　　　治疗：　周<br>治疗期数：　　　　　　性别：□ 男　　□ 女<br>诊断： |

## （四）脊柱侧弯研究协会 22 项问卷

如果青少年存在脊柱侧弯，若要评估脊柱侧弯对其生活质量的影响及干预前后效果，推荐采用脊柱侧弯研究协会 22 项问卷进行评估。该问卷由脊柱侧弯研究协会制定，涵盖 5 个维度，主要用于评估脊柱侧弯患者的功能活动、疼痛、自我形象、心理状况以及对治疗的满意程度。得分越低，则脊柱侧弯康复情况越好（表 5-6）。

表 5-6　脊柱侧弯研究协会 22 项问卷

姓名:________________　出生年月:________________

填表日期:________________

医疗记录:________________

以下列出了有些人可能有的病痛或者问题，请本人仔细阅读，如实回答每一道问题，这对我们对你的背部情况进行准确评估十分重要。以下每个问题有 5 个选项，第一个选项 1 分，依次到最后一个选项 5 分。请从中勾选最适合你的一项答案

1. 以下哪一项能够最确切描述你在过去 6 个月中所经历的痛苦程度？
□没有　□轻度　□中度　□中度至重度　□重度
2. 以下哪一项能够最确切描述你在过去 1 个月中所经历的痛苦程度？
□没有　□轻度　□中度　□中度至重度　□重度
3. 在过去的 6 个月中是否有过紧张不安？
□没有　□很少有　□有时有　□大部分时间有　□一直有
4. 如果你的背部外形在你今后的生活中一直保持现在的样子，你会觉得怎样？
□非常愉快　□有点快乐　□不愉快也不烦恼　□有点不快乐　□很不愉快
5. 你目前的活动状况如何？
□卧床不起　□基本没有活动　□轻微的活动，轻微的体育运动　□中度活动和中度体育运动　□所有活动没有限制
6. 你穿上衣服后外观怎样？
□很好　□好　□还可以　□不好　□很不好
7. 在过去的 6 个月中，你是否曾感到很郁闷，什么都不能让你高兴起来？
□很常有　□常有　□有时有　□很少有　□从没有
8. 在你休息的时候曾感到过背痛吗？
□很常有　□常有　□有时有　□很少有　□从没有
9. 你目前的学习活动状况怎样？
□完全正常　□有正常的 75%　□有正常的 50%　□有正常的 25%　□完全不正常
10. 以下哪一项最确切描述了你的躯干外形（躯干指的是人除了头颅和四肢外的其余部分）？
□很好　□好　□还可以　□不好　□很不好
11. 下面哪一项最确切描述你为治疗背部的用药情况？
□没有　□一般止痛药（每周服用一次或更少）　□一般止痛药（天天服用）　□特效止痛药（每周服用一次或更少）　□特效止痛药（天天服用）
12. 你的背部是否限制你做家务？
□从不　□很少　□有时候　□经常　□很经常
13. 在过去的 6 个月中你感到心情平和吗？
□一直是　□大部分时间是　□有时候是　□很少有　□没有

续表

| |
|---|
| 14. 你感到你的背部情况影响你的人际关系吗？<br>□ 没有影响　□ 稍有点影响　□ 有轻度影响　□ 有中度影响　□ 有严重影响 |
| 15. 是否曾由于你的背部情况导致你或你的家庭经济困难？<br>□ 很严重　□ 中度的　□ 轻度的　□ 稍有点　□ 没有 |
| 16. 在过去的 6 个月中你曾感到心情沮丧吗？<br>□ 从没有　□ 很少有　□ 有时有　□ 经常有　□ 很常有 |
| 17. 在过去的 3 个月中你曾因背痛向老师请过病假吗？如有，请说明请了几天病假<br>□ 0 天　□ 1 天　□ 2 天　□ 3 天　□ 4 天或更多 |
| 18. 你出去玩的时间比你的朋友多还是少？<br>□ 多得多　□ 多　□ 一样　□ 少　□ 少得多 |
| 19. 你对自己目前的背部外观感到满意吗？<br>□ 是，很满意　□ 是，有点满意　□ 一般　□ 不，不那么满意　□ 不，根本不满意 |
| 20. 在过去的 6 个月中你感到快乐吗？<br>□ 从不感到快乐　□ 很少感到快乐　□ 有时感到快乐　□ 大部分时间感到快乐　□ 一直感到快乐 |
| 21. 你对你背部的治疗结果感到满意吗？<br>□ 很满意　□ 满意　□ 一般　□ 不满意　□ 很不满意 |
| 22. 如果你有同样的病情，你愿意再次采取同样的治疗吗？<br>□ 肯定愿意　□ 很可能愿意　□ 不确定　□ 很可能不愿意　□ 肯定不愿意 |
| 感谢你完成这份问卷，如果有何意见或建议请向我们提出！ |

## 二、神经功能检查

神经系统在调节机体的活动中，对内、外环境的各种刺激产生反应。若出现脊髓受压、严重的脊柱不稳定，青少年往往出现神经功能障碍，故通过反射检查有助于判断神经系统损害的部位。如果初步检查出现明显异常，一定要去医院就诊。

### （一）颈椎神经功能检查

如果青少年的颈椎痛得厉害，可以通过以下方法检查有没有神经压迫。

1. 如果你的颈部一侧疼痛明显，那么坐在椅子上：稍微低头并转向不痛的那一侧，让你的同伴站在患侧，手抵于你的颈部最上端，并将其推向健侧，另一手握住你的手腕向相反方向牵拉，看看你的手臂是否出现麻木或放射性疼痛。

2. 坐在椅子上，将头稍向疼痛侧倾斜，让你的同伴左手掌心向下平放在你的头顶，右手握拳轻击左手背，使力量向下传递，看看你的手臂是否出现麻木或放射性疼痛。

3. 头部稍向后仰，做向左、向右转动颈部的动作，看是否出现头晕。

## （二）腰椎神经功能检查

如果运动过程中你的腰部痛得厉害，请用以下方法检查你是否有腰椎间盘突出。

1．仰卧，双腿伸直放在床上，让同伴帮忙把你的一条腿抬高，抬的过程中保持膝关节伸直，如果抬腿小于 70°你的腿部就出现了疼痛，则可能有腰椎间盘突出。

2．挺直腰背，两腿并拢坐在床边，小腿自然下垂，低头，下颌尽量贴近身体，在这个基础上伸直双膝，如果下肢出现放射性疼痛，则可能有腰椎间盘突出。

如果没有以上问题，那表明腰椎可能没有神经压迫，但是要注意改正那些伤腰的不良姿势，别让你的腰负担太重。

## （三）感觉功能检查

感觉功能检查由两部分组成，即给予刺激和观察患者对刺激的反应。如有感觉障碍，应注意感觉障碍的类型、部位、范围和程度以及个人的主观感受。感觉程度分为 6 级：0 级，无知觉；1 级，深区感觉存在；2 级，触觉及浅区感觉存在；3 级，能辨别尖锐及钝性感觉；4 级，能辨别触觉部位；5 级，两点辨别觉及形体感觉正常。皮肤感觉区域与脊髓节段有一确定的对应关系，可以此确定感觉障碍平面（图 5-29）。

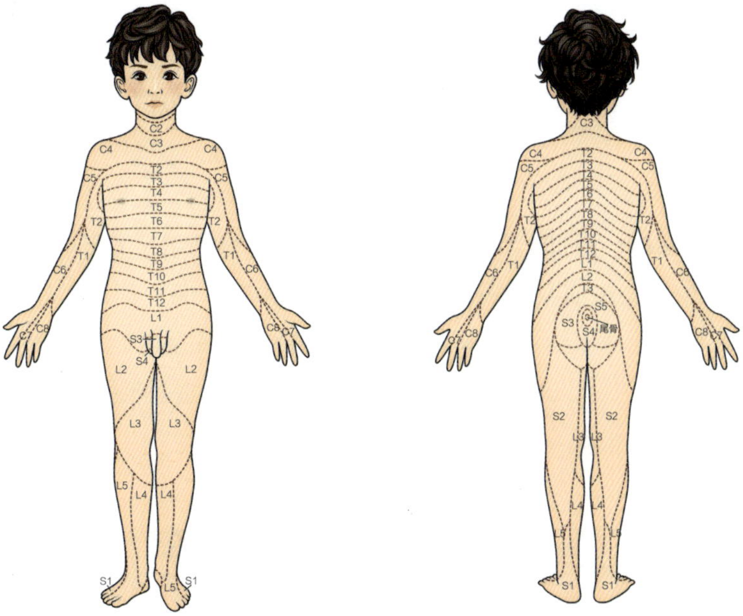


图 5-29　节段性感觉障碍的神经分布图
C，颈神经；T，胸神经；L，腰神经；S，骶神经

## （四）反射和病理反射检查

反射是机体对感受刺激引起的非自主反应，是神经活动的基本形式，完成每个反射必须经过反射弧。反射弧包括感受器、传入神经、反射中枢、传出神经和效应器，反射弧的任何部位中断或抑制均可致反射消失或减弱。

1. 浅反射检查

浅反射指刺激体表感受器（如皮肤、黏膜等）引起的反射。常用浅反射检查法见表 5-7。浅反射消失或减弱表示反射弧中断或抑制，建议引起重视，及时到正规医院咨询或治疗。

表 5-7　常用浅反射检查

| 反射 | | 检查法 | 反射表现 | 肌肉 | 神经 | 定位节段 |
|---|---|---|---|---|---|---|
| 腹部反射 | 上 | 锐器从腹外侧沿肋缘下向上快速划过 | 上腹壁收缩 | 腹横肌 | 肋间神经 | 胸$_{7}$～胸$_{8}$ |
| | 中 | 锐器自腹中部外侧快速向脐孔方向划过 | 中腹壁收缩 | 腹斜肌 | 肋间神经 | 胸$_{9}$～胸$_{10}$ |
| | 下 | 锐器自腹下部向耻骨联合快速划过 | 下腹壁收缩 | 腹直肌 | 肋间神经 | 胸$_{11}$～胸$_{12}$ |
| 提睾反射 | | 轻划股内侧 | 同侧睾丸上提 | 睾提肌 | 生殖股神经 | 腰$_{1}$～腰$_{2}$ |
| 肛门反射 | | 轻划或刺激肛门附近皮肤 | 外括约肌收缩 | 肛门括约肌 | 肛尾神经 | 骶$_{1}$～骶$_{2}$ |
| 跖反射 | | 轻划足底外侧 | 足趾向跖面屈曲 | 屈趾肌 | 坐骨神经 | 骶$_{1}$～骶$_{2}$ |

2. 深反射检查

深反射指刺激肌肉、肌腱、骨膜和关节的本体感受器而引起的反射，常用的深反射检查见表 5-8。深反射消失或减弱表示反射弧抑制或中断。深反射亢进通常由上运动神经元病损所致，如锥体束病损导致脊髓反射弧的抑制释放。深反射对称性改变不一定是神经系统病损所致，而不对称改变（如一侧增强、减弱或消失）则是神经系统损害的重要体征。

表 5-8　常用深反射检查

| 反射 | 检查法 | 反射表现 | 肌肉 | 神经 | 定位节段 |
|---|---|---|---|---|---|
| 肱二头肌反射 | 检查者一手托住受检者肘部，用拇指按其肱二头肌肌腱部，用叩诊锤叩击检查者的拇指 | 前臂屈曲 | 肱二头肌 | 肌皮神经 | 颈$_{5}$～颈$_{6}$ |

续表

| 反射 | 检查法 | 反射表现 | 肌肉 | 神经 | 定位节段 |
|---|---|---|---|---|---|
| 肱三头肌反射 | 检查者一手托住受检者肘部，使其肘略屈，叩击其肱三头肌肌腱起始部 | 前臂伸展 | 肱三头肌 | 桡神经 | 颈$_7$~颈$_8$ |
| 桡骨膜反射 | 检查者一手托住受检者肘部，使其肘微屈，前臂旋后，叩击其桡骨外侧 | 前臂屈曲<br>拇指伸展 | 肱桡肌 | 桡神经 | 颈$_5$~颈$_6$ |
| 膝腱反射 | 受检者膝略屈，检查者叩击其膝腱 | 膝关节伸直 | 股四头肌 | 股神经 | 腰$_2$~腰$_3$ |
| 跟腱反射 | 受检者仰卧，髋外展外旋，检查者一手托其足跟，叩击跟腱 | 踝关节跖屈 | 腓肠肌 | 坐骨神经 | 骶$_1$~骶$_2$ |

## 三、疼痛评估

近年来，随着社会经济不断发展，儿童青少年群体生活方式的变化所导致的脊柱疼痛问题已逐渐成为热点议题之一。那么如何简单、快速地评估脊柱疼痛的程度呢？单维度疼痛量表是对青少年的疼痛强度单方面进行评估，是临床上最常用的疼痛评估量表类型，通过数字、文字、图像等形式使青少年将主观疼痛感受客观地表达出来。单维度疼痛量表具有简单易行、评估快速等特点，一般都能在 1 分钟之内完成评估。

### （一）视觉模拟量表

1. 线性视觉模拟评分（visual analogue scale，VAS）

线性视觉模拟评分是最常用的一种疼痛强度的单维度测量评估工具，由一条 100 mm 的直线组成，该直线的一端表示“完全无痛”，另一端表示“能够想象到的最剧烈的疼痛”或“疼痛到极点”等。被评估者会被要求在这条线上相应的位置做标记（用一个点或一个“×”等）以代表他们当时体会到的疼痛强烈程度。这项评估需要青少年有一定的抽象思维能力（图 5-30）。

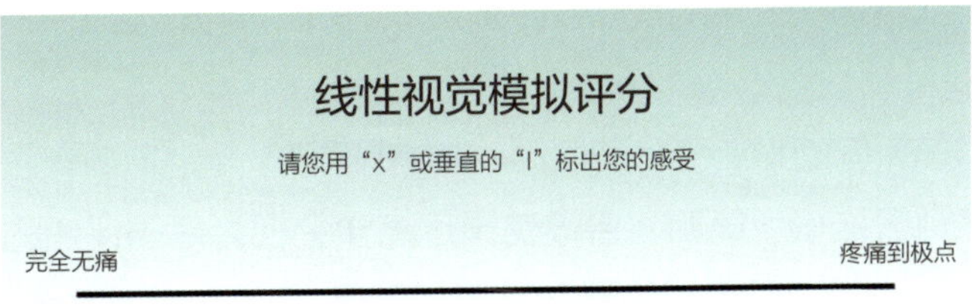


图 5-30 线性视觉模拟评分

2. 脸谱视觉模拟评分（facial visual analogue scale，F-VAS）

是在上述线性 VAS 直线上加上若干卡通表情（高兴、中性、痛苦等），从而使评分更直观、形象（图 5-31）。

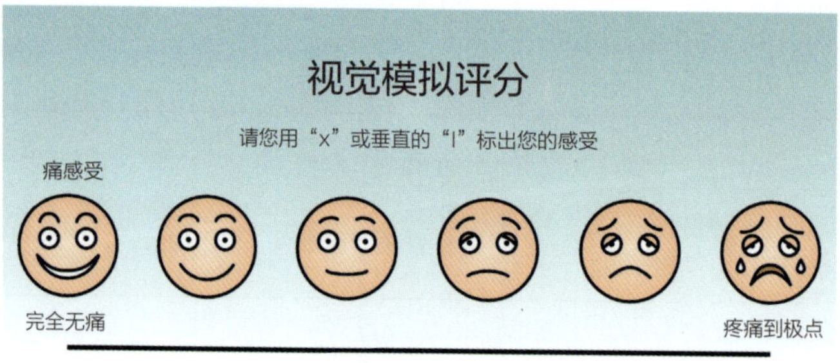


图 5-31　脸谱视觉模拟评分

3. 修订版 Wong-Baker 面部表情疼痛评估法（Wong-Baker faces pain scale revision，FPS-R）

适用于儿童疼痛测量。它要求儿童对整体疼痛程度进行从 0（无痛）到 10（最严重）评分，同时提供了 6 种面部表情的卡通图片（从微笑、悲伤至痛苦的哭泣等）来形象表达分值区域所代表的疼痛程度。评估时，患者指向表示与其疼痛程度相符的刻度或卡通面孔即可。与线性视觉模拟评分量表相比，修订版 Wong-Baker 面部表情疼痛评估法更适用于儿童，甚至可以用于表达困难、意识不清及有认知功能障碍的儿童（图 5-32）。

修订版 Wong-Baker 面部表情疼痛评估法
0
无痛
2
微痛
4
轻度痛
6
中度痛
8
重度痛
10
剧烈痛

图 5-32　修订版 Wong-Baker 面部表情疼痛评估法

4. 数字评定量表（numerical rating scale，NRS）

数字评定量表评分准确、简明，曾被美国疼痛学会视为疼痛评估的“金标准”。数字评定量表有多个版本，其中最常用的是数字评定量表 0～10 版。患者要在 4 种大类别、共 11 种评分（0～10）中选择，即：无疼痛（0）、轻度疼痛（1～3）、中度疼痛（4～6）、重度疼痛（7～10）。数字评定量表的分类比较清晰客观，可以帮助儿童进行更准确的评估。与其他单维度评估量表相比，慢性疼痛儿童更适用于数字评定量表（图 5-33）。

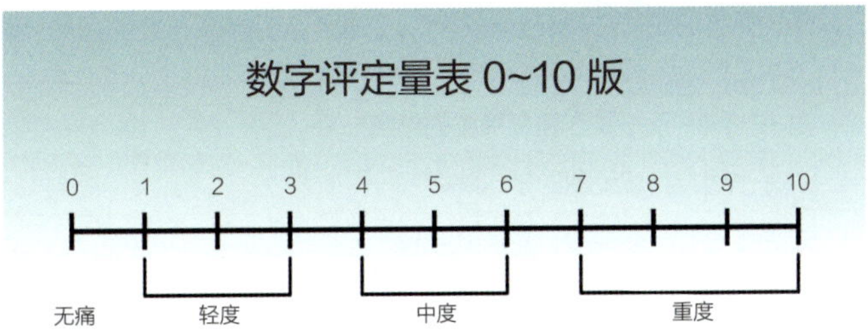


图 5-33　数字评定量表

5. 口头评分法（verbal rating scale，VRS）

口头评分法是加拿大 McGill 疼痛问卷的一部分，临床医生常常将其独立出来用于测查单维度的疼痛强度。口头评分法也有多个版本，但常用的是 5 点评分法，其疼痛等级为：0 为无疼痛；1 为轻微的疼痛；2 为引起不适的疼痛；3 为比较疼痛 / 难受；4 为非常疼痛；5 为疼痛到极点。口头评分法的优点是评估简单快捷，但要求评估对象有一定的语言理解能力。此外，口头评分法容易受到文化程度、方言等因素影响（图 5-34）。

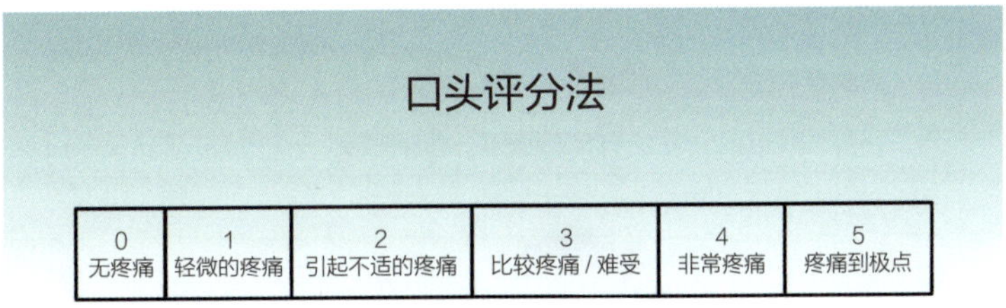


图 5-34　口头评分法

## （二）整体疼痛评估

整体疼痛评估量表是一个全面综合性疼痛评估工具，包含 20 个有关疼痛的评估条目，分为疼痛、情绪感受、临床表现、日常行为（即疼痛影响）四个部分（表 5-9）。其中疼痛部分是对疼痛的强度进行评估；情绪感受部分是对害怕、沮丧、精疲力竭、焦虑、紧张进行评估；临床表现部分包括对睡眠质量、独立学习能力、整体躯体感受等进行评估；日常行为部分对日常生活的影响，例如对购物、人际关系等进行评估。整体疼痛评估量表是一个兼顾全面性和便捷性的疼痛评估工具。整体疼痛评估量表能够较好地反映慢性疼痛患者近期的心理状态以及疼痛对其日常生活的影响等。

表 5-9 整体疼痛评估量表

| 项目 | 条目 | 得分范围 |
|---|---|---|
| 疼痛 | 1. 我目前的疼痛情况 | 0～10 |
| | 2. 过去 1 周，我感受到程度最轻的疼痛 | 0～10 |
| | 3. 过去 1 周，我感受到程度最重的疼痛 | 0～10 |
| | 4. 过去 1 周，我感受到的平均疼痛 | 0～10 |
| | 5. 过去 3 个月，我感受到的平均疼痛 | 0～10 |
| 情绪感受 | 6. 过去 1 周，疼痛令我感到害怕 | 0～10 |
| | 7. 过去 1 周，疼痛令我感到沮丧 | 0～10 |
| | 8. 过去 1 周，疼痛令我感到精疲力竭 | 0～10 |
| | 9. 过去 1 周，疼痛令我感到焦虑 | 0～10 |
| | 10. 过去 1 周，疼痛令我感到紧张 | 0～10 |
| 临床表现 | 11. 过去 1 周，疼痛影响了我的睡眠 | 0～10 |
| | 12. 疼痛使我感觉到明显的不舒服 | 0～10 |
| | 13. 疼痛使我不能独立完成想要完成的事件 | 0～10 |
| | 14. 疼痛使我无法正常学习 | 0～10 |
| | 15. 为了避免疼痛，我需要服用更多的药物 | 0～10 |
| 日常行为 | 16. 疼痛使我不能外出 | 0～10 |
| | 17. 疼痛使我无法正常做家务劳动 | 0～10 |
| | 18. 疼痛使我烦躁，常与家人和朋友发脾气 | 0～10 |
| | 19. 疼痛使我无法正常进行体育锻炼，包括散步 | 0～10 |
| | 20. 疼痛使我无法正常参加最喜欢的业余活动 | 0～10 |
| 总分 | | (0～200)/2 |

# 第六章 青少年脊柱健康保健

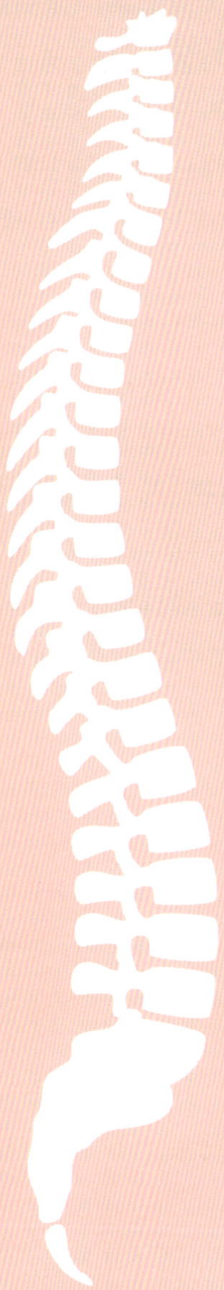

近年来，我国青少年的脊柱健康状况备受关注。据《2019 年全国学生常见病和健康影响因素监测与干预工作方案》显示，中小学生脊柱曲度异常的检出率为 2.8%，且呈增长趋势。另有研究显示，我国青少年脊柱侧弯总体发生率为 1.1%，其中男孩和女孩的脊柱侧弯发生率分别为 0.65% 和 1.16%。青少年特发性脊柱侧弯发生率为 1.03%，其中 10～13 岁年龄段脊柱侧弯发生率为 0.28%，13～15 岁年龄段脊柱侧弯发生率为 0.90%，16～18 岁年龄段脊柱侧弯发生率为 1.08%。这些数据警示我们，脊柱畸形已成为影响我国青少年身心健康的重要因素。

导致脊柱侧弯的因素有很多，如遗传因素、发育异常、坐姿不正确、过早进行单侧发力的专项训练、骨盆倾斜和长短腿等。脊柱健康问题对青少年的影响是多方面的。首先，脊柱畸形会导致青少年体力下降，影响他们的日常活动。其次，脊柱畸形还可能引发心肺并发症，对青少年的生命安全构成威胁。然而，除了身体上的痛苦，由于形体的改变，脊柱曲度异常的青少年还很容易产生自卑、抑郁等心理问题。这些问题会对他们的性格和社交能力造成影响，使他们陷入身心健康的双重困境。因此，调整生活方式，确保坐姿、站姿及行走姿势的正确性，定期参与体育运动，对于青少年健康成长非常重要。

# 第一节 姿势与脊柱健康

我们先要了解不同姿势对脊柱的影响，包括哪些是不良的姿势，会对脊柱产生什么样的危害。青少年在日常学习和生活中，要注重培养正确的姿势，养成良好的习惯。

## 一、不同体位对脊柱的影响

不同体位对脊柱的影响不同，有的可以缓解脊柱压力，有的会增加脊柱的压力。

### （一）卧位

我们将人正常站立时腰椎所承受的体重压力定为 100%，一般在平卧状态下，脊柱承载 25% 左右的压力。侧卧时稍高，承载 75% 左右的压力。

### （二）站立位

弯腰时腰椎需要承受的压力约为 150%，如果是弯腰搬抬重物，那么对脊柱的压力能达到 220%。因此，青少年搬抬重物时更需要有良好的姿势：下颌回缩，腹部收紧，保持腰部平直，骨盆向前，这样能够减轻脊柱承受的压力。

### （三）坐位

端坐时，腰椎承受的压力约为 140%。坐位身体前倾时，腰椎承受的压力约为 180%。为了减小腰椎的压力，建议的坐姿是：挺胸收腹，腰背挺直与大腿呈 90°，头和腰椎的重心连线与地面垂直（图 6-1）。

另外，适当地站起来活动身体，可以缓解身体紧张的状态，从而减少久坐对脊柱的影响。建议平时采用健康舒适的姿势，注意避免同一姿势保持太长时间，要适当活动。

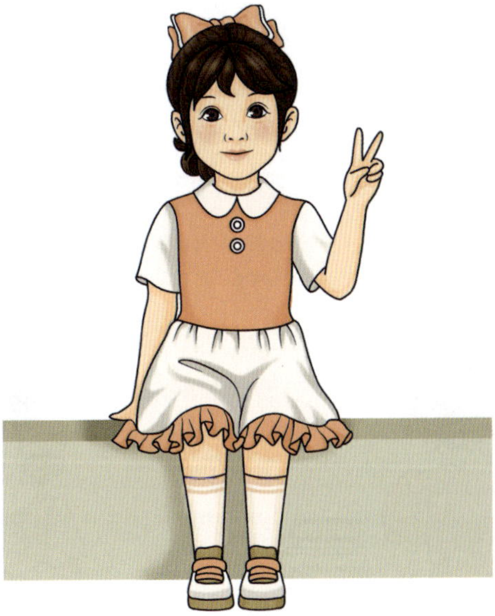

图 6-1　推荐坐姿

## 二、不良姿势对脊柱的影响

姿势通常被定义为身体各部分的相对排列，良好的姿势是身体肌肉和骨骼的平衡状态，在这种状态下，它们能够发挥最大效益，并且保证了身体器官的最佳位置。

读书、做作业及阅读电子产品时，应调整适宜的光亮强度，维持正常的坐姿，抬头、挺胸、收腹、提臀，不要跷二郎腿，并且应做到“三个一”，即眼睛距离书本约一尺（约 30 厘米），身体距离书桌约一拳（约 6 厘米），握笔手指距离笔尖约一寸（约 3 厘米）。青少年在课桌前，应保持两个 90°：腰背挺直，与大腿呈 90°；大腿与小腿呈 90°（图 6-2）。

不良或者错误的姿势不仅影响美观，而且长期的不良姿势会增加身体不适，导致疼痛甚至疾病。下面我们来了解不良姿势对脊柱健康的影响。

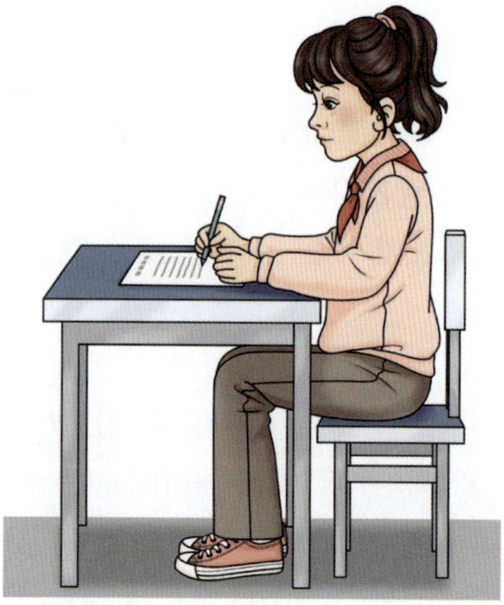

图 6-2　正常学习姿势

### （一）跷二郎腿

跷二郎腿主要影响的身体部位是腰椎、胸椎、骶椎和髋关节等。

日常生活中，我们的坐姿和脊柱的健康是相关联的。如果长期坐姿不正确，可能导致青少年脊柱发育出现异常。不良坐姿会加重脊柱侧弯和骨盆的旋转，跷二郎腿可能会造成腰椎与胸椎压力分布不均，引起脊柱变形（图 6-3、图 6-4）。

建议：日常生活中要尽量避免跷二郎腿或者注意跷二郎腿时间不要超过 15 分钟，以减少上述不良影响。

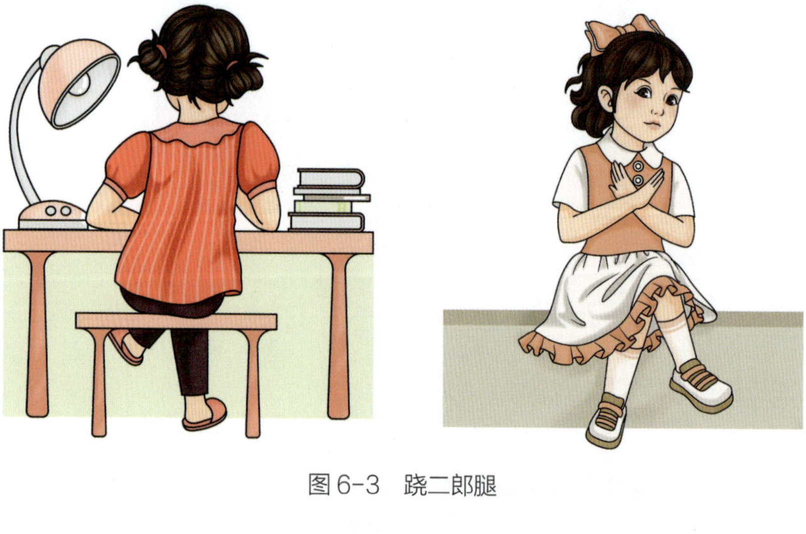

图 6-3　跷二郎腿

## （二）背包姿势不正确

背单肩包主要影响的身体部位是颈椎、胸椎和肩关节。

由于学生书包里的课本较多，书包很沉，长期单肩背包会造成肩膀酸痛，尤其处于骨骼生长发育阶段的青少年，更易受影响。

1. 书包类型（单/双肩包）

长期背单肩包会让单侧肩膀承受书包重量，产生肌肉酸痛，久而久之形成“高低肩”。为了防止包带下滑，负重侧肩膀总会习惯性上提做耸肩的动作，身体两侧肌肉发育不平衡，进而形成功能性脊柱侧弯，影响到脊柱的发育生长。相比之下，背双肩包是更好的选择（图6-4）。

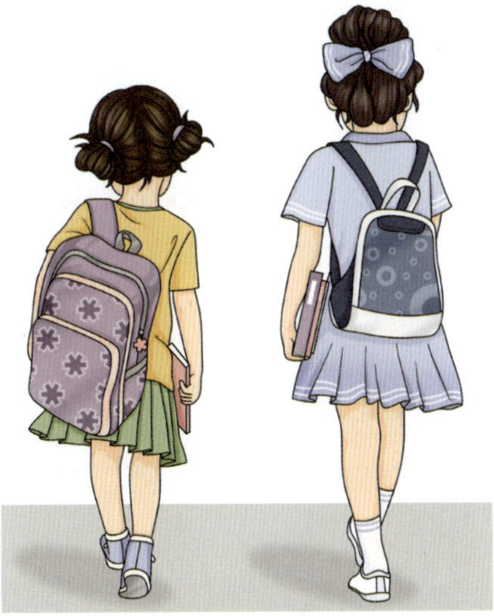


图6-4　背包习惯

2. 书包重量及背包时间

长期背负重物或短期背负过重的背包，压迫脊椎，使得脊椎的负载能力和承受重量失衡，脊柱逐渐出现畸形，造成脊柱后凸，从而导致青少年驼背，并伴有疼痛等症状。

正确背书包最重要的就是：不要背太重！因为增加重量，就会加重脊柱的负担。所以不管是斜背包，还是双肩包，加上包内放置物品后的重量，都应小于体重的10%~15%。背包的重量增至体重的15%时，青少年将很难保持正常身体姿势，容易发生负载与承重失衡，同时也增加肩、背和腰部疼痛的发生率。

3. 背书包会加重脊柱侧弯吗?

这种情况是有可能的。对于已经发生脊柱侧弯的青少年，如果书包过重，或者长期采用不正确的背书包姿势，会导致背部肌肉损伤、背痛、肩颈酸痛，甚至姿势不平衡，让原本已经存在的脊柱侧弯加重。

4. 背包选择建议

（1）选择双肩背包：脊柱侧弯患者的脊柱可以有一个弯、两个弯或三个弯，斜背背包不管背左边或背右边都不正确，建议使用后背式的双肩包（图 6-5）。

（2）选择肩带较宽并配有软垫的书包：这样在承受书包重量的同时，可以分散肩膀压力。同时要提醒青少年把最重的东西放在离他们背部最近的夹层，并提醒背双肩包时应双肩使用并紧贴背部。

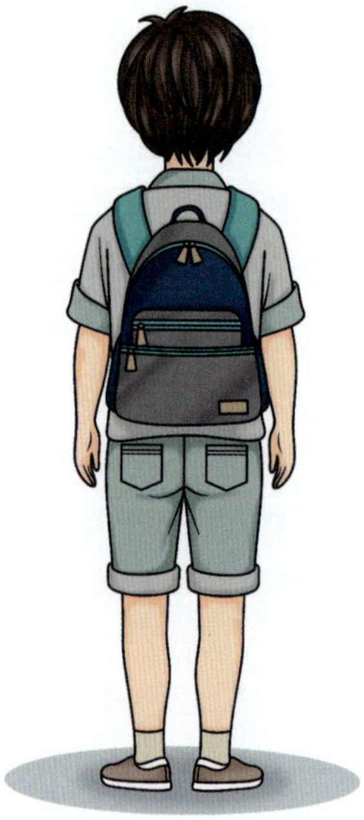

图 6-5　选择双肩包

## （三）不良睡姿

不良睡姿也会影响脊柱及周围肌肉。主要影响的身体部位是颈椎、胸椎、腰椎等。要想脊柱健康，睡眠姿势也要注意。

1. 蜷缩式睡姿

蜷缩式睡姿（图 6-6）不仅会过度牵拉背部以及腰部的肌肉，也会导致脊柱长时间处于弯曲状态，可能会对腰椎造成影响，还容易引起习惯性驼背。

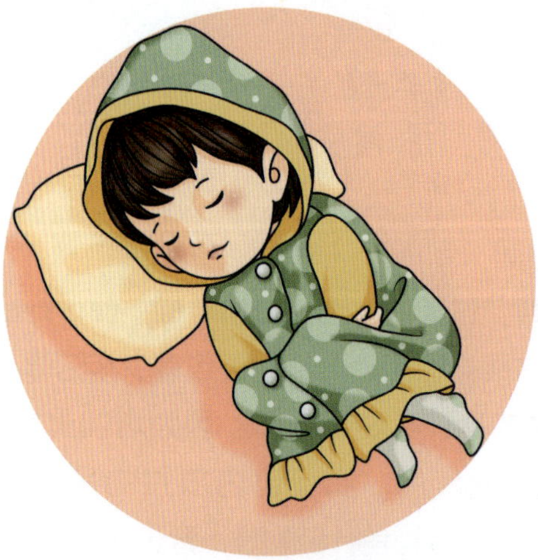

图 6-6　蜷缩式睡姿

2．不正确侧身式睡姿

脊柱的扭曲和过度含胸导致肌肉紧张，会对腰椎造成一定的损害。比如单侧骨盆向前倾，两条腿不叠在一起，可能会使身体两侧的肌肉不平衡，时间过久，就容易导致脊柱旋转或腰痛发生（图 6-7）。

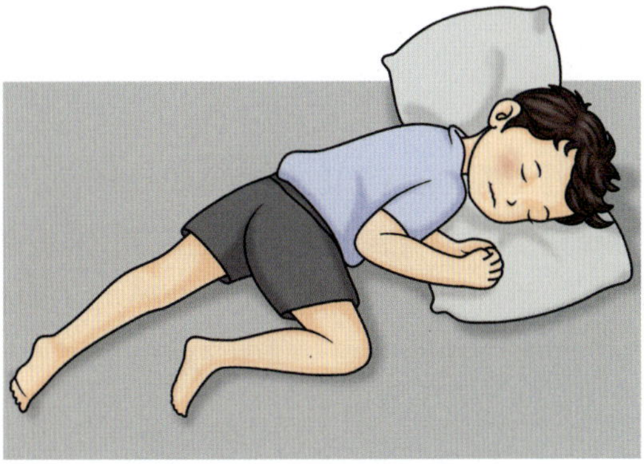

图 6-7　不正确侧身式睡姿

而正确的侧躺姿势应为躺下后枕头高度与一侧肩宽一致，双膝屈曲。若单侧屈膝，可在两膝中间夹个小枕头。若腰部与床之间有较大空隙，可垫毛巾卷来缓解腰部压力，以消除脊柱侧向的压力。

3．趴卧式睡姿

有些青少年睡觉时喜欢趴卧式睡姿（图 6-8），长时间歪头会让颈椎承受过大压力，甚至还会影响呼吸功能。

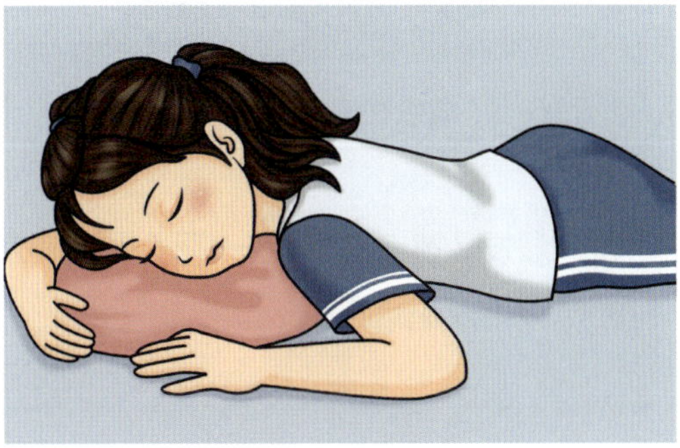

图 6-8　趴卧式睡姿

4．理想睡姿

理想的睡姿应能够使脊柱保持正常的生理弯曲，且全身肌肉放松、不紧绷，因此平躺仰卧的睡姿较为理想。枕头应将整个头部托起，保证颈椎后方有支撑，且不托起肩膀，这样不会使颈曲加大。膝盖下可以轻微垫高，使大腿和膝盖微屈，减轻对腰椎的压力，放松腰背部肌肉。

青少年的枕头应选择仰卧时为一拳的高度，侧卧时枕头高度为一拳半，使颈椎保持放松状态。对于床的选择，由于儿童青少年脊柱骨骼还未发育成熟，应选择稍硬的床垫。因为使用太软的床，很难保持脊柱的正常曲度。

## （四）不良躺姿

瘫坐在沙发里或在床上看电视、玩手机的确感觉放松舒服，但脊柱所受的不规则应力会大大增加。半卧位靠在椅背上时，腰椎缺乏足够的支撑，原有曲度被迫发生改变，上半身的重量就会聚集到腰椎上，椎间盘所受应力增大，久而久之可能导致肌肉劳损、脊柱曲度异常，甚至诱发颈椎病、腰椎间盘突出症、腰臀肌筋膜炎等（图 6-9）。

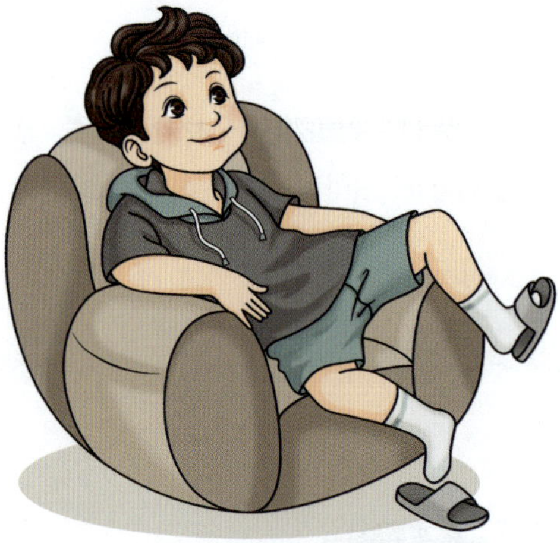

图 6-9　瘫坐在沙发里的不良躺姿

建议：最好选择质地偏硬的沙发，坐上去不会一下子就陷进去。休息时腰部最好加一个靠枕，支撑住后腰部，有利于腰椎及肌肉的放松。

## （五）含胸、驼背

含胸、驼背（图 6-10）主要影响的身体部位是胸椎、肩关节等。

青少年是身体发育的黄金阶段，长期含胸、驼背可能会导致脊柱发育异常。其实驼背既是原因也是后果。长期的含胸、弯腰、不正确的低头姿势都会使胸椎向后弯，形成驼背，除了不美观，对我们身体的危害也是非常大的。驼背会影响心肺功能，容易出现呼吸困难，肺活量受到影响，心脏也会受到一定的压迫。正常人的胸廓中心高度为 20 ~ 25 厘米，驼背后会减少 3 ~ 5 厘米，会出现胸骨下陷，心脏会受到胸骨的挤压，容易出现心跳加快的症状。

含胸、驼背会使头颈部、背部肌肉持续紧张痉挛，很容易疲劳，即使按摩和热敷治疗后也只是短暂性缓解，长此以往会产生颈肩背部顽固性疼痛，而且会随脊柱的变形而加重，疼痛症状更加难以缓解。所以在家里，父母需要经常唠叨一下：挺直腰板，坐直了！

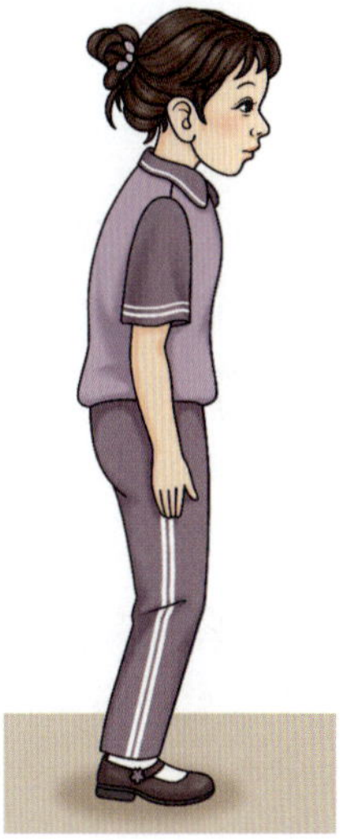

图 6-10　驼背

## （六）直腿弯腰搬重物

直腿弯腰搬重物（图 6-11）主要危害的身体部位是腰椎和膝关节。

弯腰搬重物的时候，腰部所受的压力是正常站立时的 2 倍还多，身体越弯，负重越大，对腰椎的压力就越大。直腿弯腰搬重物时，因为不能有效地发挥髋、膝关节周围肌肉的力量，更容易使腰肌受伤。

建议：搬重物时应屈膝下蹲，使物体尽量靠近自己的身体，让脊柱保持垂直状态，用腿部肌肉力量支撑身体缓慢站起来，减轻腰部负担，避免突然用力。一旦闪腰，初期最好卧床休息，后期可配合按摩、针灸等方法治疗。

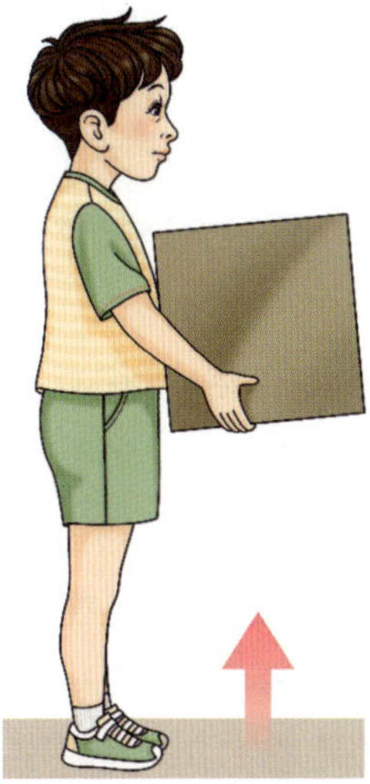

图 6-11　搬重物

## （七）长时间保持同一姿势

1. 久坐

国家体育总局体育科学研究所实施的“儿童青少年身体姿态与生活方式调查”结果显示，久坐与青少年身体姿态异常呈显著正相关。青少年久坐不动，由于无法活动胸背部和腰部，不仅增加了脊柱的负担，还会导致脊柱的应力分布不均衡。长期久坐不动，早期会引起肌肉疲劳，久之颈椎、胸椎、腰椎也会出现曲度异常，易出现颈肩和腰背痛等症状。

那么，什么情况被称为久坐呢？其实对于久坐，目前并没有公认的概念。多认为持续 2 小时及以上的静坐状态即为久坐行为。根据美国久坐行为研究网的定义，静坐状态指：清醒状态下，处于坐姿或斜躺姿势，每分钟的代谢消耗氧气量≤ 5.25 ml/kg 的任何行为。一般来说，每周超过 5 天、每天静坐状态达到 8 小时的人，就是处于严重久坐状态的“久坐族”。

现在青少年学生的日常学习压力较大，久坐成为常态。久坐会使背部和颈部的肌肉持续处于紧绷状态，这种持久的肌肉紧张不仅可能导致疼痛，还可能引发肌肉僵硬。当肌肉长期承受压力而没有得到适当的放松和伸展，就会出现不适症状。这不仅影响日常活动的舒适度，还可能会对脊柱椎间盘施加持续的压力。这种持续的压迫可能会加速椎间盘退行性改变。

上课时学生多要求端坐，当采取端正坐姿时，因为身体支撑点从足转移到臀部，脊柱的形状也发生相应的改变，脊柱所承受的压力变大，不管座椅舒适与否，持续长时间端坐总会让人感觉脊柱不适甚至腰酸背痛。说白了就是“脊柱在长期加班，受不了，向您抗议呢。”对于青少年学生，在校时，课间一定要站起来活动，打破久坐状态。在家时，家长要控制好孩子的学习时间和节奏，要让孩子参加运动，避免长时间伏案学习。另外，要为学生配备良好人体工学的桌椅，使孩子能够保持良好的坐姿。

2. 久趴

久趴（图 6-12）主要危害的身体部位是颈椎、胸椎、肩关节。

长时间趴着睡觉时，会导致颈椎曲度改变，肩颈部的肌肉长时间处于僵硬的状态。许多学生在午休时只能趴在桌子上打盹，但睡醒之后往往没有感觉到精力充沛，反而感觉难受。长期这样就容易导致颈椎、腰椎曲度变直，颈腰部肌肉疲劳，引起肩颈腰部肌肉酸痛。

建议：午休最好平躺，如果条件实在不允许，可以坐在椅子上，在腰后垫个垫子，身体微微往后仰，简单休息；或者选择用书本、软垫等物品把桌面加高，购买有呼吸孔的午睡休息枕，将面部埋入枕头，并要调整好桌子与凳子的高度。

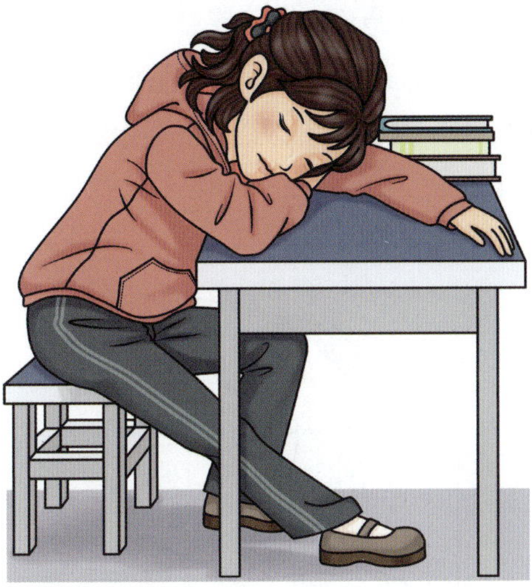

图 6-12 趴在桌上休息

3. 侧身久站

侧身久站主要危害的身体部位是腰椎、髋关节、骶髂关节、膝关节。

有些青少年喜欢标新立异，喜欢“稍息站”（图 6-13），把身体重心放在一条腿上，短时间可以放松身体，长时间侧身久站，会使脊柱的各个部位压力增加，且造成脊柱两侧受力不平衡，出现肌肉、韧带等软组织劳损，会加重脊柱曲度异常和腰背疼痛等，进而引起足部、颈部、肩部、腰背部等多处不适。

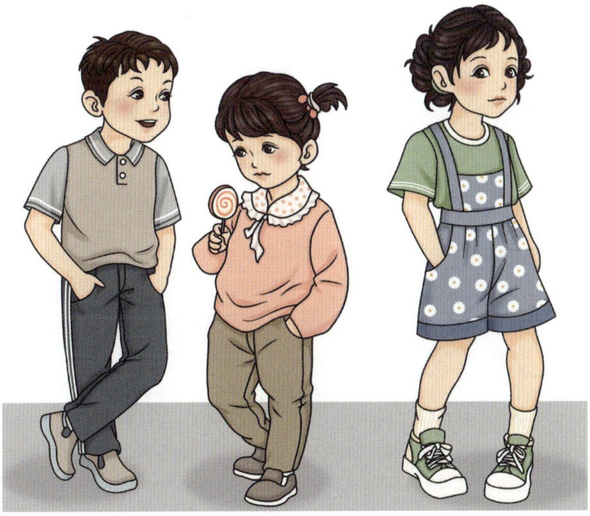

图 6-13 稍息站

建议：日常生活中，站姿要经常调整，还应注意保持正确站姿，做到挺胸、抬头、双臂自然下垂，让全身重量均匀分布在两条腿上，利于骨骼舒展和呼吸通畅。头部、脊柱、骨盆能够正确地排列在铅锤线上，在理想的站姿下，重心位于第一骶骨或第二骶骨的前缘（三个平面交汇处）（图 6-14）。

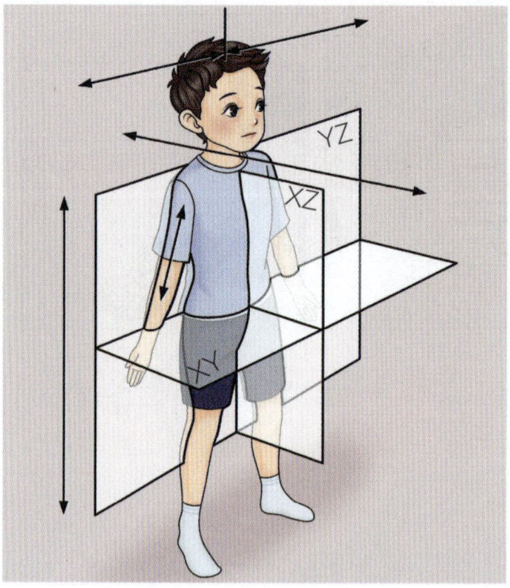


图 6-14　正确站姿

4. 久卧不动

久卧不动（图 6-15）主要影响的身体部位是颈椎、肩颈肌肉、胸椎、腰椎、眼睛。

随着科学技术的发展，越来越多的科技产品进入青少年的生活，并深受他们的喜爱。经常会看到一些青少年，总是不爱动，就喜欢躺在床上或者躺在沙发上，玩游戏、聊天等。现在基本上每人一部手机，多数是躺着和朋友聊天、刷朋友圈、看连续剧或者电影等，一般情况下半天都难得站起来活动一次。其实，这些习惯对我们的颈椎有很大的伤

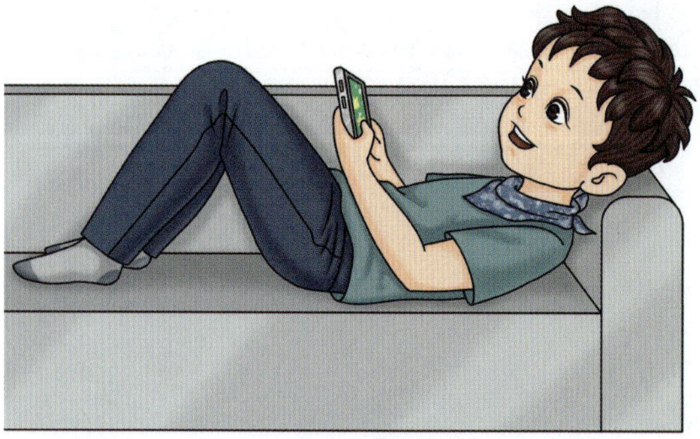

图 6-15　久卧

害，长时间屈颈可导致颈后部肌肉酸痛。同时，手臂举着手机可加剧肩颈和背部肌肉疲劳，如果在光线比较暗的环境下，对视力也有很大的损害。

## 三、正确的坐姿、站姿、走姿

### （一）坐姿

正确坐姿的基本要求：坐椅调节到近膝关节高度，头部要端正，眼睛平视前方，不要左右歪斜，眼睛距离桌面一尺（约 30 厘米）左右，坐端正，腰挺直，身体稍往前倾，双肩平正放松，两臂自然弯曲放在膝上或者课桌上，双膝自然并拢，双腿自然下垂，脚分开平放在地上，不要一前一后或叠在一起。建议的坐姿为臀部至少覆盖满椅子的 2/3，后背竖直或轻靠椅背（图 6-16）。

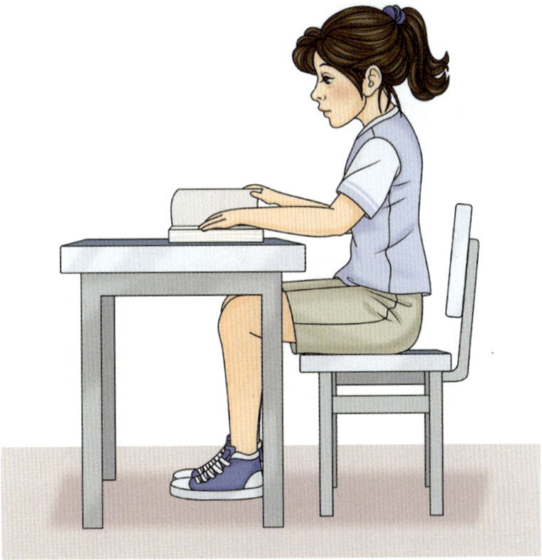

图 6-16　建议的坐姿

为了使脊柱保持自然挺拔状态，需要有能调节高度和靠背角度、带有腰部支撑、软硬适合的座椅，根据自身情况调整椅背角度。不要保持一个姿势坐太久，青少年每节课后，需要起身活动 10 分钟左右，这也是青少年课间十分钟的重要意义之一。

关于青少年坐姿的建议：

1. 关于个人习惯的建议

（1）保持头部水平、背部脊柱正常生理弧度，肩膀放松，双肩等高，前臂放于桌面时与地面保持水平，髋关节、膝关节、踝关节弯曲约 90°，双脚平稳置于地面。当坐在电脑桌前操作电脑时，建议选择具有头部支撑功能的电脑椅，并让身体适度向后倾斜，将头部倚靠在椅背上。保持眼睛与电脑屏幕的距离在 50 ~ 70 厘米，视线以 15° ~ 20°的俯角向下观看屏幕，即所阅读的文字应低于视线约 3 厘米。避免将颈部向前伸，以免过度前探头部观看电脑屏幕。写作业时，眼睛距离书本约一尺（约 30 厘米），身体距离书桌约一拳（约 6 厘米），握笔手指距离笔尖约一寸（约 3 厘米）。读写做到“一拳一尺一寸”，不躺卧看书，保持健康的生活和学习习惯。

在静态坐姿时，脊柱承受压力是站立位的 140%。若坐姿不佳，可能导致脊椎生理曲度发生改变，颈椎、腰椎生理曲度消失，胸椎后凸加重，从而形成“驼背”体态（图 6-17）。

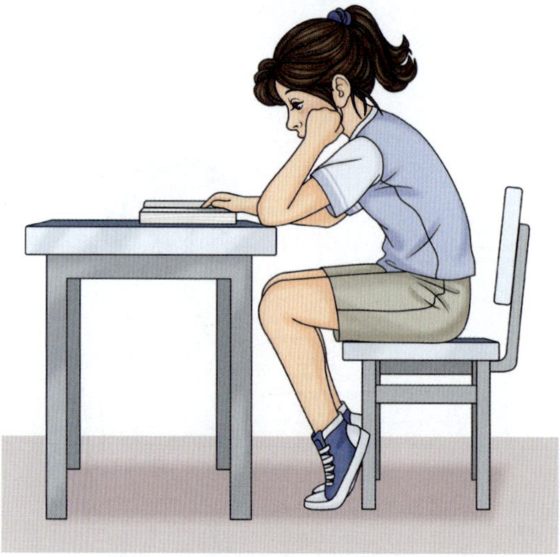

图 6-17　坐姿不佳

（2）不跷二郎腿。习惯性跷二郎腿对脊柱的危害不容小觑，它可能会造成脊柱受力不均，即一侧脊柱承受的压力增加，另一侧则受到拉伸。长期如此可能导致脊柱变形，影响身高和体态。

（3）坐位时要有规律地调整、变化姿势，切勿长时间保持一个姿势不变。需长时间保持坐姿者，建议每隔 2 小时起身活动 10 ~ 15 分钟，其间可进行转体、左右侧弯、前屈后伸等运动。

2. 课桌椅高度恰当

青少年正处于青春发育的重要时期，适宜的课桌椅高度和良好的坐姿有助于他们形成正确的身体形态。如果课桌过低，青少年身体上半部分向前倾，长时间弯腰低头会导致脊柱向后凸，形成驼背；课桌过高，两肩易向上耸，形成耸肩；同时，如果课桌椅过低，容易引起青少年疲劳。因此，课桌椅的高度与青少年身高的比例是否适宜，对青少年的生长发育具有重要意义。可以以国家发布的中小学生课桌椅身高与尺寸选择标准为参考。

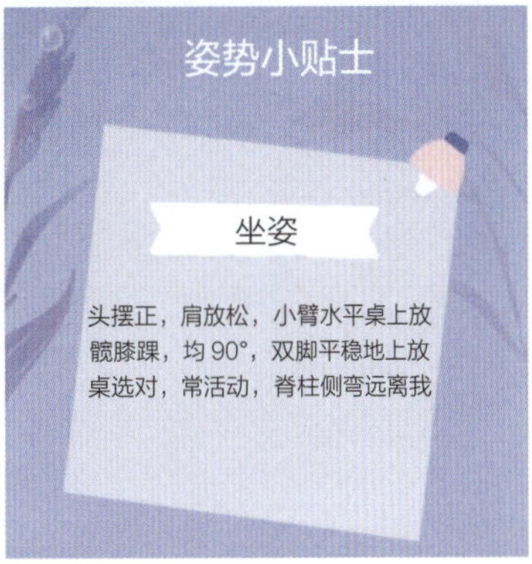

小贴士

3. 对脊柱侧弯青少年的建议

（1）坐姿自我主动矫正——脊柱主动侧屈。患者面对全身镜自然坐下，自我有意识地主动进行上半身姿势的调整，将身体凸侧部分向凹侧平移，尽可能地使以脊柱为界的身体左右两边姿势对称。

（2）坐姿自我主动矫正——身体前倾。在保持上述矫正姿势稳定的前提下，患者上半身缓缓向前方倾斜，之后还原到起始位置。

（3）遵从医嘱，确保支具的配戴。配戴矫形支具久坐，可能会出现矫正作用处的皮肤被压迫发红，需要每天进行局部热敷，并用润肤露按摩，避免皮肤破溃影响配戴和矫形。

## （二）站姿

抬头挺胸，双脚稍分开，与肩同宽，膝关节稍弯曲。站立时身体重心主要在脚弓前部，而不是在脚跟上。如果需长时间站立，不时地将重心在双脚间转换，或从脚跟到脚趾转换。正确姿势应该是靠墙站立时肩膀和臀部均和墙面接触，头部也应该接触墙面。

1. 正确站姿要做到

颈椎自然放松，下颌朝向地面，肩部自然放松，手臂轻微外翻，骨盆自然前倾，两脚平站，身体的力线在足跟上方。从侧面看耳垂、肘关节、股骨大转子、膝关节外侧中央、外踝前端这几个部位应呈一条垂直于地面的直线，此时骨盆亦保持在自然前倾位置。从背面看，后脑正中、脊柱的所有棘突、臀部中央裂缝、两侧膝关节内侧中心和两侧踝关节内侧中心这些点也应连成一条垂直于地面的直线（图 6-18）。

2. 不良站姿要避免

（1）不弯腰驼背，不过伸膝关节（图 6-19）。

（2）站立时间不宜过长，尤其是单脚站立。很多青少年总是无意识地把身体重心放在一条腿上，长时间如此，会导致腰椎两侧受力不均，造成骨盆歪斜、腰背疼痛，甚至脊柱侧弯。

3. 对脊柱侧弯青少年的建议

（1）尽量减少不必要的负重。

（2）自我矫正：以自我主动矫正后的坐姿，离开凳子缓慢站立，在站起过程中，保

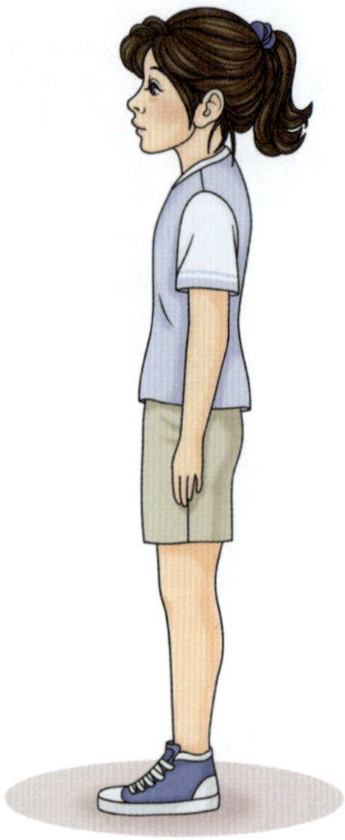

图 6-18　正确站姿

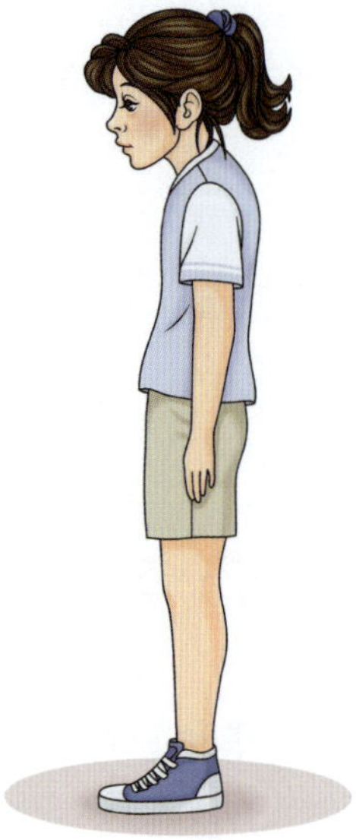

图 6-19　不正确站姿

持上半身姿势稳定，身体向前缓缓倾倒，双手屈肘 90°撑墙。每天练习 30 分钟，同时在日常生活中坚持坐姿矫正练习。

## （三）走姿

1．正确走姿要做到

头摆正，眼睛平视前方，可将视线保持在前方大约 5 米的位置，昂首、挺胸、收紧腰腹，手臂微屈随步伐摆动，保持舒适的呼吸节律（图 6-20）。

2．不良走姿要避免

不耸肩，不驼背，不挺肚子。耸肩会造成肩部肌肉异常紧张，长此以往，错误的姿势会影响颈部脊柱的生理弯曲（图 6-21）。驼背不仅会影响脊柱胸段的生理弯曲，还会对胸廓容积与呼吸造成不良影响。过度挺肚子会影响核心肌群在步行中的发力，甚至影响下肢整体的生物力线，造成脊柱的受力异常。

3．身体不前倾。

4．对脊柱侧弯青少年的建议

（1）对于已经发生侧弯的患者，步行时的脊柱力线无法以最省力的方式发力，因此，需要采取一些措施来缓解这种情况。下面将介绍几种方法，即经常进行牵伸训练，以帮助患者改善身体状况。

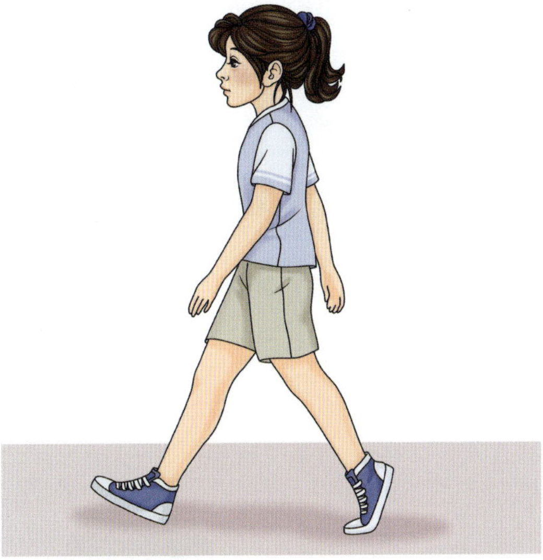

图 6-20 正确走姿

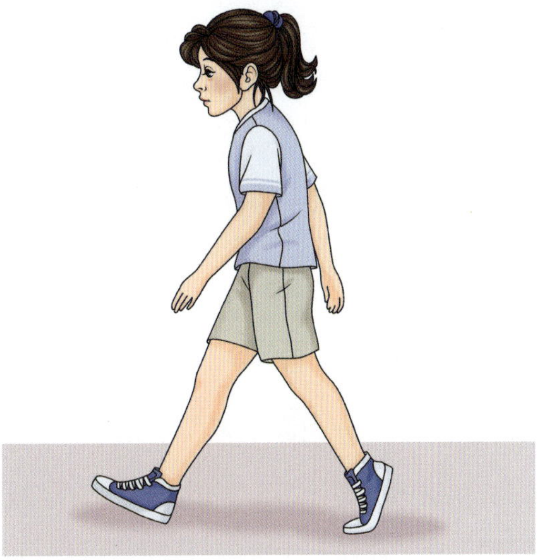

图 6-21 不正确走姿

①解除腰部紧张：俯卧平躺，双臂放在身体两侧，头转向一侧，深呼吸，全身完全放松，保持 2～3 分钟。

②俯卧伸展运动：俯卧，将双手放在肩膀下，摆出准备做俯卧撑的姿势，伸直手臂尽量支撑起上半身，放松髋部、臀部和双腿，使背部向后伸展到最大程度。

③站立伸展运动：两脚分开站立，双手放在腰部，使用双手作为支点，躯干尽量向后弯曲。

④髂腰肌牵伸运动：以拉伸右侧腰肌为例，右侧腿跪在软垫上，左腿向前迈一大步，伸直右腿，挺直腰背，左腿膝关节不超过脚尖，保持 30～60 秒。

（2）脊柱健康问题早预警、早筛查，有利于及时开展干预措施，对于尽快恢复脊柱平衡，避免系列后遗症至关重要。让青少年动起来，每天到户外去，要在阳光下运动。《“健康中国 2030”规划纲要》指出，要“加强体医融合和非医疗健康干预”，脊柱健康问题最直接的干预方式就是体育运动。然而脊柱变形通过跑步是解决不了问题的，必须通过脊柱平衡拉伸和台阶训练康复模式。对于侧弯患者来说，拉伸训练是一种有效减轻肌肉紧张的方法。患者如果能在评估后进行目标部位拉伸，可以获得更好的放松效果。通过科学、合理的方式干预，青少年可以逐步改善身体状况，提高生活质量。

# 第二节 生活学习习惯与脊柱健康

青少年长时间学习，课外活动时间相对较少，如果长期处于不良的生活学习习惯下，势必会对脊柱健康产生影响。

## 一、不良的生活学习习惯

### （一）长时间低头玩手机

儿童青少年低头玩手机是一个普遍存在的问题，它对儿童青少年的脊柱健康产生了很多负面影响（图 6-22）。当我们头部前倾时，通常会呈 60°的弯曲，由于杠杆原理和重力作用，颈部的某些关节、肌肉和韧带往往要承受大于平时自然挺直颈部时的重量。我们可以做一个类比，玩手机时，如果低头的角度超过 45°，相当于脖子上挂了两个“大西瓜”。可见，这个看似平常的小动作，日积月累，就会造成颈椎曲度的异常。

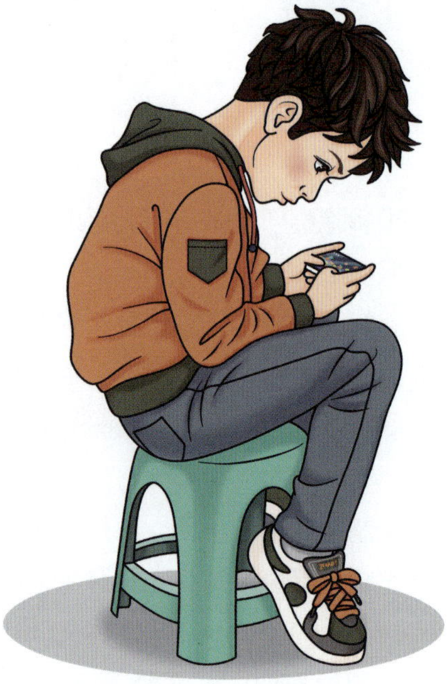

图 6-22　低头玩手机

儿童青少年低头玩手机对脊柱健康的影响主要表现在以下几个方面：

（1）增加脊柱压力：儿童青少年在低头玩手机时，颈部的弯曲角度增大，使得颈椎承受的压力增加。这种长时间的压力可能导致颈椎和胸椎的生理曲度发生改变，进而影响脊柱的正常发育。

（2）导致颈椎疼痛：长期低头玩手机可能导致儿童青少年出现颈椎疼痛、僵硬等问题。这主要是因为颈部肌肉和韧带在长时间保持一个姿势时，容易发生疲劳和损伤。

（3）影响姿势和体态：儿童青少年在低头玩手机时，往往会采取不正确的姿势，如驼背、头部前倾等。这些不良姿势可能影响儿童的体态和外观，甚至可能导致脊柱侧弯等问题。

因此，家长要关注儿童青少年的脊柱健康，引导他们正确地使用手机，避免长时间低头玩手机。一旦成为“低头族”，肩颈肌肉酸痛、腰酸背痛等症状就会找上门来。

通常，颈部承受的重量随着头部屈曲角度的增加而增加（图 6-23）：低头 15°，颈部关节承重约 12 kg；低头 30°，颈部关节承重约 18 kg；低头 45°，颈部关节承重约 22 kg；低头 60°，颈部关节承重约 27 kg。

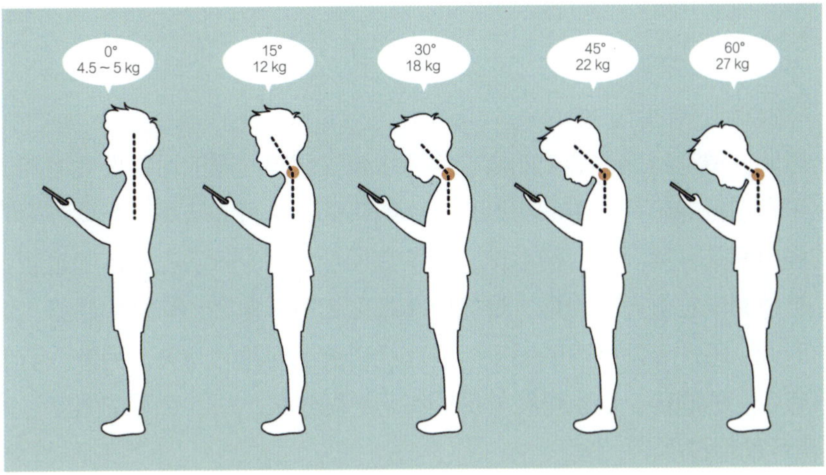


图 6-23　颈部承受的重量随着头部屈曲角度的增加而增加

儿童青少年长时间玩手机和看电视对腰椎的影响也是显著的。由于儿童青少年的骨骼和肌肉还在发育阶段，长时间保持不正确的姿势，如低头、弯腰等，可能会导致腰椎过度弯曲或扭曲，从而引发腰痛等问题。此外，长时间坐着看电子产品还可能影响腰椎的正常生理弯曲，破坏腰椎的稳定性，增加腰椎受伤的风险。有研究发现，儿童青少年如果长时间保持不正确的姿势看电视或玩手机，可能会出现驼背问题。

## （二）歪头写作业

歪头写作业主要影响的身体部位是颈椎、颈肩肌肉（图 6-24）。

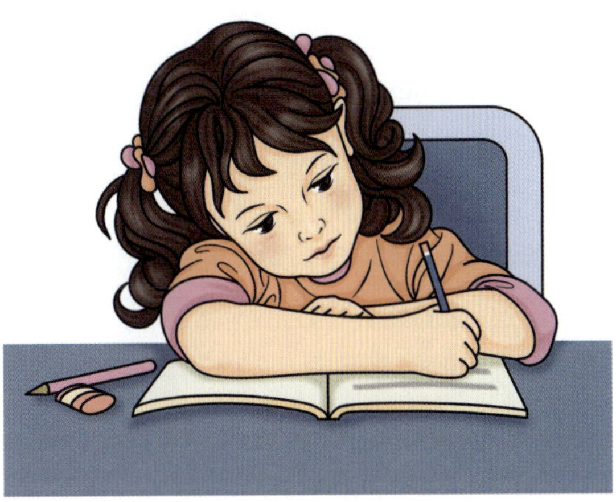

图 6-24　歪头写作业

儿童青少年握笔姿势不正确，手指

挡住笔尖，头就歪到一边来看，这是一种不良的习惯。儿童青少年还处于生长发育期间，长时间歪头写作业，颈椎向一侧过度用力，可能导致颈部肌肉痉挛和过度疲劳，造成颈部酸胀、疼痛，为颈椎疾病埋下隐患。另外，歪头写作业还可能造成脊柱侧弯。

改正方法：写作业时把拇指缩回来，用拇指的右上方来接触笔杆，拇指尖的右上方只能轻微碰触到示指（握铅笔时是这样，但当握有胶的粗笔杆时，拇指、示指彼此要有些距离，不可互相碰触到），保持拇指最自然放松的状态，就看得到笔尖了。

### （三）不当的运动习惯

1. 特殊运动训练强度过大

有研究表明，具有特定运动史的青少年产生脊柱健康问题的可能性会增加。如健美操专项学生躯干有前倾的趋势，胸曲角度有变小的趋势，这可能与每周专项练习时间、每次专项练习的强度有关。乒乓球、羽毛球、排球专项学生躯干有向右旋转的趋势，骨盆有左倾的趋势，椎体有向右侧弯的趋势，骨盆旋转角度和扭转角度也有增大趋势，这可能与每周专项练习时间、每次专项练习的强度以及非优势肢练习时间有关。另外，羽毛球专项学生胸曲角度有变小的趋势，这也可能与每周练习时间过长、每次练习的强度过大有关。

2. 体育运动量过小

现实生活中，繁重的课业压力使青少年们身心疲惫，休闲运动的时间大大减少，于是选择躺着等舒适的姿势进行放松，这是不正确的。一般情况下，每周中的大多数天数，每天都应该进行累计 30 分钟或更长时间的中等强度运动。

日常积累的不良姿势、习惯，影响的不仅是体态，还有青少年的健康。若是长期保持这些错误的姿态，会让胸、背等部位的肌肉力量不均衡，有些肌肉太紧绷，有些肌肉则缺乏力量，容易造成颈椎、胸椎和腰椎肌肉的劳损。

## 二、生活和学习习惯的建议

### （一）与学习习惯相关的建议

除体质水平下降、身体活动不足、久坐、肥胖、近视等健康问题以外，头前倾、圆肩、驼背、高低肩、骨盆侧倾、“X”形腿和“O”形腿等不良身体姿态也已成为儿童青少年普遍存在的健康问题。2022 年国家体育总局体育科学研究所与《光明日报》联合调研组在全国六省（市）的调查结果显示，我国 68.7% 的青少年同时存在 2 项及以上的不良身体姿态，80% 的青少年至少存在 1 项不良身体姿态，总检出率为 83.1%，其中头前倾占 47.2%、高低肩占 49.5%、骨盆侧倾占 40.1%、胸椎与腰椎曲度异常分别占 31.5%

和 27.1%。儿童青少年不良身体姿态总体呈现出低龄化、高检出率、多发性、进展快的特点。

另外，不良身体姿态还是脊柱弯曲异常（脊柱前后弯曲异常、非结构性脊柱侧弯）的外在表现，严重危害着学生的脊柱健康。2022 年初，我国中小学生中被检出脊柱侧弯的人数保守估计已高达 500 万，而且以每年 30 万左右的速度递增。脊柱侧弯已成为危害我国儿童青少年健康的重要疾病之一。除了以上所提到的规范坐姿、选择适合的桌椅高度、注意书包的重量以外，我们提出以下几点建议：

（1）要控制每次连续学习的时间。儿童青少年需要花费大量时间在课桌或电脑前学习，为了保护青少年的脊柱健康，严格按照青少年的学校课时进行，不能太长时间连续上课和课外学习。

（2）鼓励青少年参与其他有益的活动，如户外运动等。要充分利用下课时间和校外时间，适当进行体育锻炼，如游泳、慢跑等。

（3）要养成良好的学习习惯。青少年学习任务繁重，但是仍需注意劳逸结合，合理安排学习和娱乐时间。

### （二）与生活习惯相关的建议

1. 脊柱健康自查

引导青少年积极关注个人脊柱健康情况，对脊柱健康进行自查，包括但不限于颈、肩、腰背部位是否有不适感，如疼痛、酸胀、僵硬等。一旦发现这些症状，要及时告知家长和教师，以便家长和教师给予关心和指导。

2. 减少电子产品使用

现代社会，科技的发展带来了诸多便利，尤其是电子产品的大量普及。然而，过度使用电子产品对人们的身心健康，尤其是儿童青少年的生长发育造成了不小的负面影响。要合理安排学习和休息时间，控制电子产品使用时间。小学生线上学习时间每次应不超过 20 分钟，中学生线上学习时间每次应不超过 30 分钟。学龄前儿童每天电脑学习时间不超过 1 小时，学龄儿童及青少年每天电脑学习时间不超过 2 小时。课间或休息时做一些放松颈、肩、腰、背及四肢关节的活动。这些运动可以帮助儿童青少年缓解疲劳，预防颈椎、腰椎等疾病和脊柱侧弯的发生，同时也有利于提高儿童青少年的身体素质。

3. 增加运动量

我国青少年体质测试结果显示，青少年体质逐年下降，其原因为学习时间过长、身体活动时间减少、生活方式不健康等，例如长时间使用电子产品、低头学习、瘫坐在沙发上看电视等。经常参加体育锻炼能够提高脊柱两侧肌肉的稳定性以及韧带的弹性和延展性，有利于关节、肌肉以及骨骼的协调发展。建议青少年每天中高强度体育运动（有氧运动）时间累计不少于 60 分钟，每周进行高强度身体活动或增强肌肉力量、骨骼健康的抗阻运动的天数不少于 3 天。

4. 关注儿童骨骼健康，从饮食开始

为了确保儿童青少年获得全面的营养，我们应该为他们提供丰富多样的食物，包括谷物、蔬菜、水果、肉类、奶制品等。合理的膳食搭配能够满足儿童青少年生长发育的需求，有益于脊柱健康发育。

（1）营养均衡，合理膳食。

（2）摄入足够的钙质和蛋白质。钙质是儿童骨骼发育的关键元素，蛋白质则是身体细胞生长和修复的重要营养物质。我们要保证儿童青少年摄入充足的钙质和蛋白质，以满足他们生长发育的需求。

（3）牛奶、豆制品、蔬菜是优质钙源。牛奶含有丰富的钙质，有利于儿童青少年骨骼健康。豆制品和蔬菜中也含有不少钙质。要让孩子们在日常饮食中多摄入这些食物，以保证他们的钙摄入量。

（4）适度晒太阳，促进钙质吸收。晒太阳可以帮助人体合成维生素 D，进而促进钙质的吸收。每天适度晒太阳，有助于儿童骨骼健康发育。

## （三）与睡眠相关的建议

1. 睡姿选择

相较于仰卧睡姿，侧卧睡姿风险较高。在睡眠过程中，若身体扭曲、长期高枕保持侧卧或俯卧位，将对脊柱健康产生极为不利的影响。因此，要避免长期保持这些不良睡姿，尽量选择仰卧位。

2. 床垫选择

不宜选用过于柔软的床垫，应选择中等强度的床垫，以维持脊柱的正常生理结构，以免影响脊柱的生长发育。对于较胖者，可选择稍硬一些的床垫，因为体重较重可能导致床垫变形，影响脊柱曲度；而较瘦者则可以选择稍软一些的床垫。在应用仰卧位睡姿时，可以在膝部下面垫上一个枕头，这样能够保持比较良好的脊柱曲度，而且也可以使椎间盘得到放松。有些人实在不习惯仰卧，或者习惯了侧卧，为了保证脊柱的健康，在选择侧卧的时候，可以在两条腿之间夹一个枕头或者夹上被子，对于脊柱能够起到很好的保护作用。

# 第三节　常见脊柱健康问题的预防

青少年常见的脊柱健康问题主要有脊柱侧弯、圆肩、驼背、颈肩腰腿痛，下面就这些具体问题的预防保健进行介绍。

## 一、如何预防脊柱侧弯

### （一）保持正确的姿势

无论在学习还是日常生活中，保持正确的姿势是预防脊柱侧弯的关键。我们应时刻提醒自己挺直背部，保持头部、颈部和身体的直线，不要弯曲或扭曲身体。尽量避免长时间维持一个姿势，定时起身活动，缓解背部压力。

### （二）适量运动

适量的运动有助于强化脊柱周围的肌肉，提升脊柱的稳定性。建议进行一些有针对性的运动，如游泳等，有助于增强脊柱的柔韧性和稳定性。

### （三）合理饮食

保持合理的饮食也是防止脊柱侧弯的重要一环。充足的钙质和维生素 D 有助于骨骼的健康。青少年应多食用富含钙质和维生素 D 的食物，如牛奶、鱼、绿叶蔬菜等。

### （四）定期检查

定期进行脊柱检查可以及早发现脊柱侧弯，有助于早期治疗，降低病情恶化的风险。特别是对于有家族遗传史的人群，更应定期进行脊柱检查。

## 二、如何预防圆肩、驼背

### （一）保持良好的生活习惯

1. 定时活动和休息

鼓励青少年定时起身活动，避免长时间连续坐着，特别是在学习或使用电子设备时。

2. 采取正确的睡眠姿势

教育青少年采取正确的睡眠姿势，避免使用过高或过低的枕头，以保持脊柱的生理曲线。

## （二）提高姿态意识

1. 日常提醒

家长、老师或监护人定期提醒青少年注意站姿、坐姿的端正，让他们形成自觉维持良好姿态的习惯（图 6-25）。

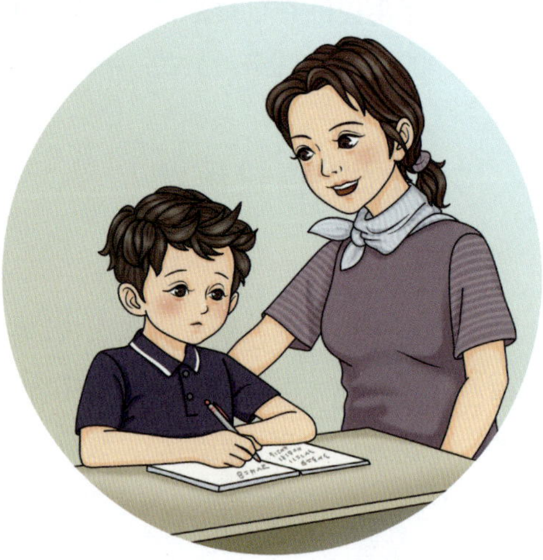

图 6-25　日常提醒

2. 使用辅助工具

可使用姿势提醒以及其他可穿戴设备，帮助青少年在日常生活中纠正不良姿态。

## （三）优化学习环境

1. 调整桌椅高度

确保书桌和椅子的高度适合青少年的身高，使他们的脚能够平放在地上，大腿与地面平行。

2. 使用符合人体工程学的学习用品

如选择有背部支撑的椅子，使用可调节高度和倾斜角度的书桌等。

## （四）增强自信心和自尊心

1. 正向心理建设

鼓励青少年关注自身内在的成长和进步，而非过分关注外在形象。

2. 提供多元评价体系

在家庭和学校环境中，为青少年提供多元的评价体系，而不仅仅基于外貌或身体姿态来评价他们。

## （五）定期进行姿态检查

1. 专业评估

定期带青少年去专业机构进行姿态评估，及时发现并纠正不良姿态。

2. 跟踪记录

建立青少年的姿态档案，记录他们的姿态变化，以便及时发现问题并采取措施。

### （六）家庭和社会的支持

1. 家庭氛围

营造一个积极的家庭环境氛围，让青少年在成长过程中感受到关爱和支持。

2. 社会宣传

通过媒体、学校、社区等渠道宣传良好姿态的重要性，提高整个社会对青少年姿态问题的关注度。

## 三、如何预防颈肩痛

青少年颈肩痛的防治应结合其生理可塑性较强的特点来进行，主要目的是矫正颈椎的力学失衡。要想维持颈椎正常生理功能，保持颈椎正常的生理曲度是必不可少的。

### （一）纠正日常生活中的不良姿势

少低头，多仰头（图 6-26）。要尽量避免颈椎长时间处于低头屈曲的姿势，在坐位低头学习时要尽量保持上身挺直、收腹、两下肢并拢、肩膀放松。青少年还要尽可能使膝关节略高于髋部，双脚尽量着地。就算是保持正确的坐姿也要注意不能长时间处于坐立的状态，每隔一定时间应起身活动一下颈部。

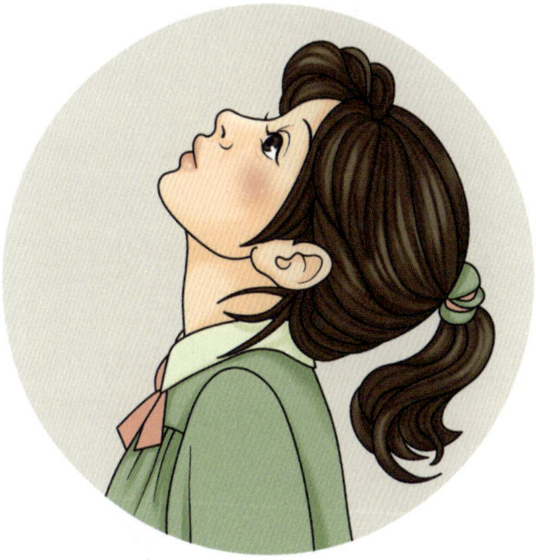

图 6-26　少低头，多仰头

### （二）增加课外活动

青少年要在学习的空隙，尽可能多地进行户外活动，加强自身的体育锻炼，例如游泳、打羽毛球、打篮球等可以活动颈部的体育运动，能够有效缓解颈部肌肉的僵直，促进颈部的血液循环，从而增强颈部的肌肉力量，保持颈部健康。

### （三）合理使用枕头

枕头是睡眠的必要工具。青少年的睡眠时间应每天保持 6～9 小时。在进入熟睡的状态之后，颈部与肩部的肌肉会处于完全放松状态，如果长期使用不合适的枕头，则会引起颈肩痛。经过科学的验证，在睡眠时，青少年要以自身的颌肩线或手掌横径作为侧卧或仰卧的高度。同时，枕头的材料也是十分重要的，填充物一般以木棉或谷物皮壳为宜，使枕头拥有一定的弹性。

### （四）保持良好的睡姿

一般来说，青少年在进行睡眠时，以仰卧为主，侧卧为辅，在侧卧时要保持不同方向的变换。需要注意的是，俯卧、半俯卧、半仰卧或上下段身体扭转等，都属于不良睡姿，应尽量少用。

### （五）预防慢性劳损

需要长期伏案学习的青少年，如果不注意桌椅的高度与自己身材的适应性，也不注重课余时间的运动，使得自身的颈部一直保持弯曲或非正常状态，长期下去容易发生颈肩部软组织劳损，应注意预防。

## 四、如何预防腰痛

### （一）核心力量训练——提高腰部稳定性

1. 蚌式开合（图 6-27）

侧卧位，头与躯干保持直立，髋关节和膝关节屈曲 90°，下侧腿固定不动，上侧腿膝往上抬，同时保持双脚不分开，做类似贝壳的开合动作，10 次 / 组，做 2～3 组，动作

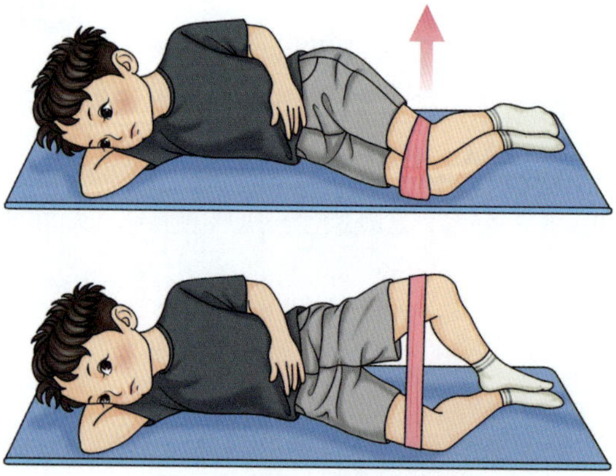

图 6-27　蚌式开合

要求快起慢放，保持节奏，练习至肌肉有酸胀感为宜，双侧交替。

2. 臀桥（图 6-28）

仰卧位，双腿屈曲，双脚平放于地面，用腹部和臀部力量抬起臀部，使身体从膝关节到肩关节形成一直线。快起慢放，保持节奏，有能力者可单腿支撑双侧交替，10～15 次 / 组，做 5～6 组。注意双腿支撑，髋部发力向上抬。

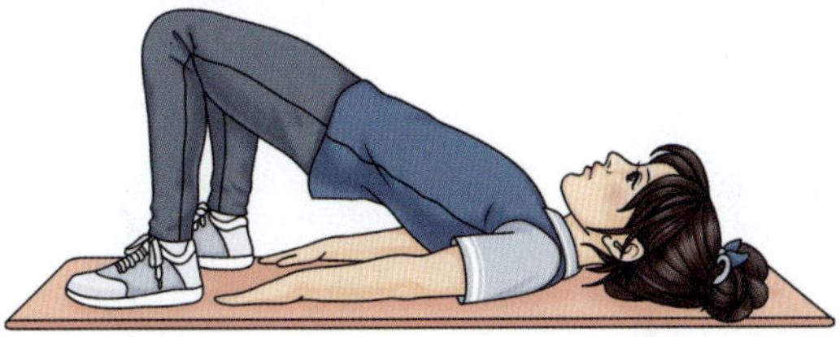

图 6-28　臀桥

3. 卷腹（图 6-29）

仰卧位，抬起双脚，双脚脚尖朝内让它们可以相互碰到，双手置于头侧，向上弯曲双肩及躯干，尽可能靠近膝盖，注意不要让整个背部离开地面，在最高处坚持 1 秒，此后缓慢回复到起始位置。10～12 个 / 组，做 2～3 组。注意起身时呼气，躺下时吸气，且躺下时脖颈不要完全落地。

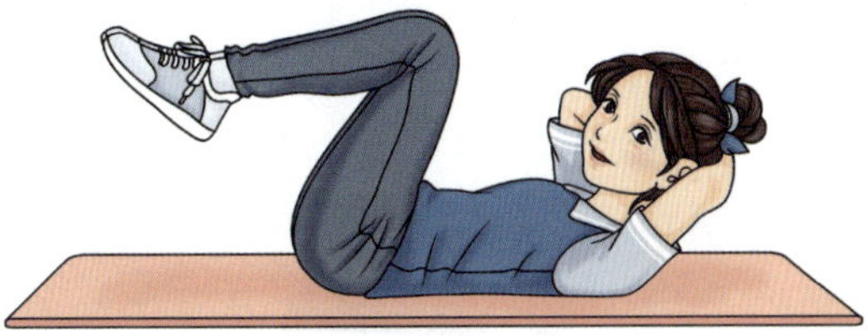

图 6-29　卷腹

## （二）自主牵伸放松紧张肌肉

1. 腰方肌（图 6-30）

坐位，身体坐直，右手固定左侧腰部，左肩外展，调整呼吸，更大程度地拉伸腰方肌。保持一定时间后恢复初始位置，再根据肌肉情况重复 2～3 次。一侧做完换另一侧，方法同上。

2. 髂腰肌（图 6-31）

站立位，右腿在前、左腿在后，保持左脚平贴于地面，右弓步向前至合适的角度，牵

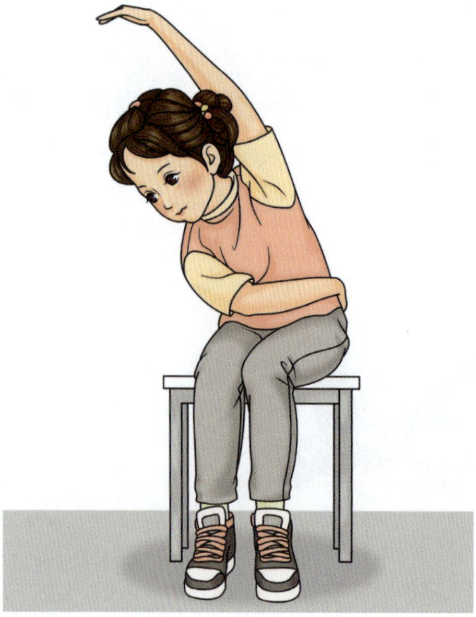

图 6-30　腰方肌放松

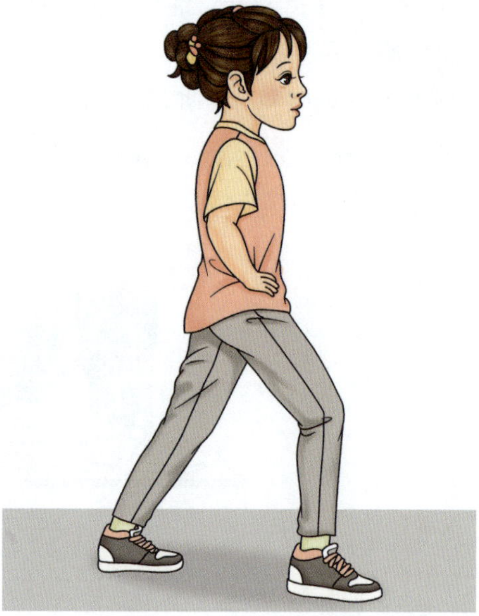

图 6-31　髂腰肌放松

伸左侧髂腰肌，保持一定时间后恢复初始位置，根据肌肉情况重复 2 ~ 3 次。一侧做完换另一侧，注意在牵伸过程中保持躯干的直立和腰背部的平直，防止出现代偿动作。

3. 腘绳肌（图 6-32）

坐于垫上，一侧下肢伸直置于垫上，另一侧屈髋屈膝，将脚置于对侧膝关节的内侧，俯身向前伸手触够伸直腿的远端，到达末端后保持 15 ~ 30 秒。牵伸过程中注意自然呼

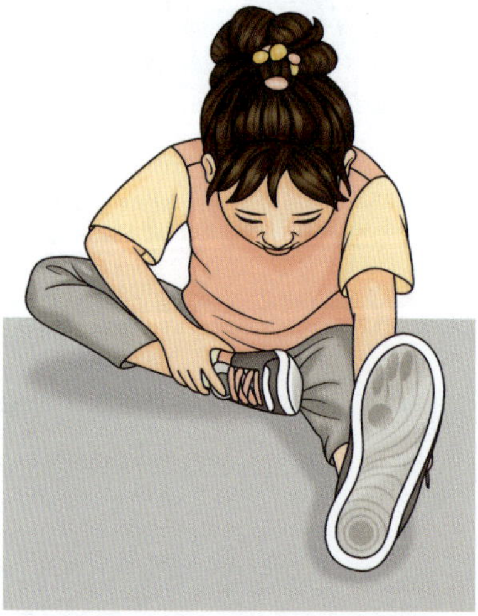

图 6-32　腘绳肌放松

吸，呼气时可以增加牵伸的幅度直到无法拉伸。根据肌肉情况重复 2～3 次。

4. 梨状肌

卧位放松（图 6-33）：仰卧位，右腿屈髋、屈膝 90°，右侧脚踝放至左侧膝关节上方，左腿往胸部贴近到合适的位置后，保持 15～30 秒。根据肌肉情况重复 2～3 次。完成后换对侧牵伸。牵伸过程中注意自然呼吸，保持两侧髋部平放在垫子上，以确保骨盆不出现旋转。

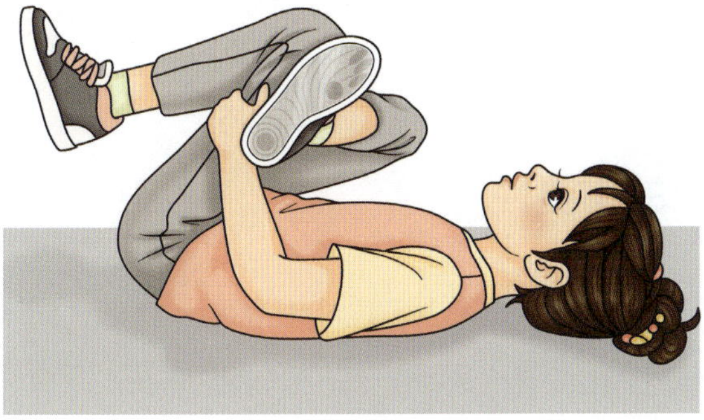

图 6-33　梨状肌仰卧位放松

坐位放松（图 6-34）：坐位于椅子上，将左踝搭在右膝上，身体屈曲向前的同时，左手推左膝关节内侧至合适的角度，保持 15～30 秒。根据肌肉情况重复 2～3 次。完成后换对侧牵伸。牵伸过程中注意保持脊柱伸直。

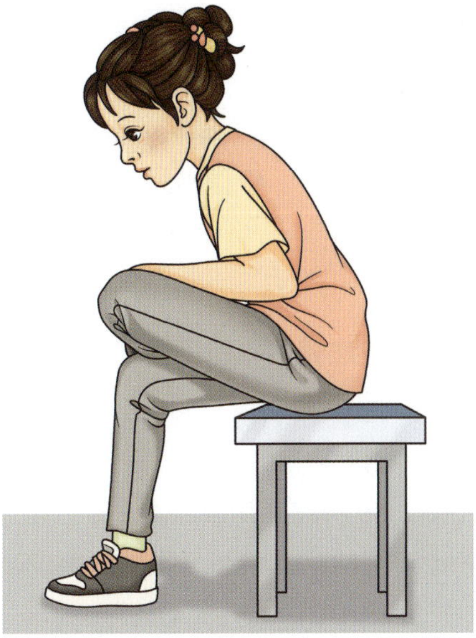

图 6-34　梨状肌坐位放松

# 第四节 定期进行脊柱检查

脊柱，这个支撑着我们直挺身姿的骨骼结构，不仅是人体的中轴支柱，更是多种复杂生物力学关系的核心。脊柱健康受损，不仅仅波及与之相关的关节，而且会影响脏器功能。定期进行脊柱检查能够早期发现问题，早期预防，早期治疗，也才能取得事半功倍的效果。

## 一、脊柱侧弯筛查的重要性

对于青少年脊柱侧弯是否应该进行早期强制性筛查，国际上尚未有共识，不同国家的专业机构对于是否强制筛查的态度不同。但是传统观点认为，对青少年进行脊柱侧弯筛查有利于早期检出可能进展的患者，通过非手术方式干预，降低患者未来出现心肺并发症及成年后进行手术治疗的概率。可见，早期进行脊柱侧弯筛查是有必要的。

《2019 年全国学生常见病和健康影响因素监测与干预工作方案》显示，中小学生脊柱弯曲异常检出率为 2.8%，且近年呈增长趋势。越早发现脊柱侧弯，治疗效果越佳，早期筛查并采取干预措施是防止严重不良后果出现的最好方法。因此，通过对青少年进行定期筛查，可以及时发现脊柱侧弯的倾向，从而及时采取措施进行干预。

儿童青少年出现脊柱异常若每天进行严格的姿态管理和科学锻炼，可在半年到一年的时间取得良好改善。脊柱侧弯达到 45°及以上则需要手术治疗。推广脊柱健康科学管理，就是呼吁大家关注脊柱健康、重视脊柱健康，努力做到早发现、早干预。

## 二、脊柱侧弯筛查的常用方法

关于脊柱侧弯的筛查、测量方法较多，包括体格检查、Adam 前屈试验、脊柱测量仪、X 线片、云纹照相以及脊柱测量尺等。

国际上较为公认的脊柱侧弯筛查方法为“三检法”：第一检为目测法，第二检为 Adam 前屈试验结合 Spinal Mouse 脊柱测量仪测量，第三检为站立位 X 线片检查。目测法和 Adam 前屈试验适用于大范围的粗筛阶段，脊柱测量仪及 X 线片则适用于之后的精确筛查阶段。目前有学者将 X 线片测量结果作为脊柱侧弯筛查的“金标准”。

## 三、落实脊柱侧弯筛查的几点建议

### （一）加强宣教，规避可能促进脊柱侧弯发生的危险因素

脊柱侧弯高发于儿童和青少年，应该在学校里加强宣教，学生在学业之外还应注重身体素质的提高，保持良好的坐姿、站姿，减轻书包负担。而对脊柱侧弯患者来说，运动干预可以改善生活质量、减少侧弯角度及其他脊柱畸形。保证课间休息时间让学生走到户外，充分利用体育课时间，对提高身体素质、预防脊柱畸形有重要作用。

在社会范围内进行宣教，提高公众对脊柱侧弯的认识与理解。学校、社区和医疗机构可以开展相关教育活动，向青少年和家长提供必要的信息与指导。

### （二）建设护脊友好环境

个体、家庭、学校、医疗卫生机构、媒体和其他社会团体等各界力量要主动参与建设有利于学生脊柱健康的社会环境。家庭和学校依据国家相关政策和标准要求，减轻学生学业负担，创造友好护脊环境；医疗卫生机构积极推广和普及脊柱弯曲异常的筛查技能；媒体和社区加大相关标准和知识宣传力度，创建支持性社会环境。

### （三）定期开展学生脊柱弯曲异常筛查

将脊柱弯曲异常筛查项目纳入每学年或新生入学体检内容，做好儿童青少年脊柱健康监测工作，早期发现影响儿童青少年脊柱健康的高危因素，保护和促进儿童青少年脊柱的正常发育。针对脊柱弯曲异常患病率较高的中小学校学生，开展常规的专业化脊柱弯曲异常学校筛查或按照脊柱弯曲异常专业筛查要求，定期（按年度）由专业医护人员负责筛查。对于早期发现可疑脊柱弯曲异常的儿童青少年，及时转诊与尽早矫治。

### （四）借助技术手段辅助筛查

随着新型筛查方式的引入，脊柱侧弯的研究迈入新的阶段。例如使用红外热成像评估脊柱两侧肌肉热差异、数字化的脊柱成像系统等。利用手机 APP 使筛查变得更方便，使家庭自检成为可能。要探索更多筛查方式，引导脊柱侧弯筛查向更便捷、准确的方向迈进。

### （五）将脊柱弯曲异常筛查结果纳入学生健康档案

在学生年度体检表中设计脊柱健康监测栏目，规范化记录筛查内容，确保一人一档，随学籍变化实时转移，小学、中学学生脊柱筛查结果可衔接，如填写“脊柱弯曲异常筛查

结果记录表”，并将脊柱弯曲异常筛查结果纳入学生健康档案，动态监测学生脊柱健康状况，针对进展性脊柱弯曲异常，积极制订干预措施，努力减少严重脊柱弯曲异常的出现。

### （六）创建良好政策环境、工作机制和防控平台

推广使用儿童青少年相关脊柱健康的防控指南、标准和政策规范，引导医疗卫生机构、学校、家庭及媒体关注及推动脊柱健康的科普及防控工作，形成家庭、学校、社会、医疗卫生机构、政府相关部门一体的联防联控网络，创建脊柱弯曲异常防控平台，整合科普宣教、预防、筛查、就诊咨询等信息资源，提供科学、规范的脊柱健康科普及防控信息，实现优质资源共享，确保儿童青少年脊柱健康三级防控措施落实到位。

在建设健康中国与体育强国的背景下，青少年脊梁工程需要体育、教育、卫生三融合联动推动。青少年脊柱健康问题需要国家、学校、医务工作者、老师、家长、学生“六位一体”，共同参与打造脊柱健康管理体系。

# 第七章 青少年脊柱疾病的治疗

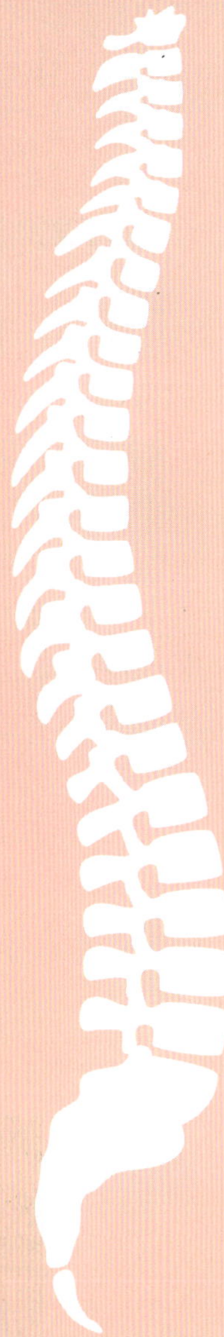

# 第一节 非手术治疗方式

## 一、青少年脊柱侧弯

对于早期的脊柱侧弯患者，可以采取非手术治疗来控制侧弯的发展。常见的非手术治疗方法有运动疗法、支具治疗、物理治疗等，其中运动疗法和支具治疗是比较有效的治疗方法。运动疗法参见第八章。

### （一）支具治疗

对于 Cobb 角在 25°以内的脊柱侧弯，可以先采用运动疗法进行控制。对于 Cobb 角为 25°~40°的脊柱侧弯，应酌情考虑进行支具治疗。如果患者身高生长已基本停滞，可以继续观察而并非一定要配戴支具进行治疗，例如 16~17 岁及以上的女性与 18 岁及以上的男性。约 80% 的青少年特发性脊柱侧弯患者需配戴支具以控制侧弯进展，而配戴支具的患者中，约1/4最终需要手术治疗。支具治疗应由专科医生对患者的侧弯进行评估，并由专业支具师依据评估结果制作支具。支具治疗有效的标准为治疗 1 个月以后配戴支具复查 X 线片，主弯的角度减少 50%。

支具是防止侧弯进一步发展的有效的非手术疗法之一（图 7-1）。脊柱侧弯的支具大致

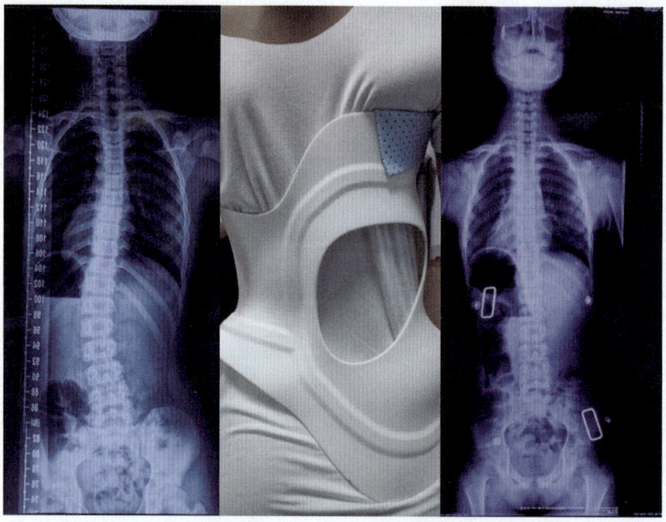

图 7-1　支具治疗

可分为两类：软支具和硬支具。常见支具有 Spinecor（软支具，建议谨慎使用）、大阪医大支具、波士顿支具、密尔沃基支具、里昂支具、色努支具、GBW 支具、WCR 支具等。随着脊柱侧弯支具治疗的发展，现代的支具不仅可以矫正患者冠状面的侧弯，而且更加关注患者矢状面脊柱生理曲度的恢复，这对整体改善脊柱侧弯的三维畸形具有更加稳定的效果。同时，现代支具更加关注侧弯患者配戴支具的舒适性和支具的美观。支具的选择和制作需要复杂的专业知识，切勿盲目听信各种非专业的建议。

支具治疗主要利用“三点力”原理，通过改变脊柱、骨盆、胸廓、肩胛带的力学和运动学特性，达到矫正脊柱侧弯的目的。支具治疗主要适用于 Cobb 角为 25°～40°、骨骼发育处于未成熟阶段的脊柱侧弯患者以及手术后需要维持矫形效果等情况。需要注意的是，不存在通用型脊柱侧弯支具。每一个支具都是根据配戴者的侧弯类型及严重程度、体型的高矮胖瘦和身体柔韧性等定制而成，随着年龄增长或体型变化还需重新调整支具。脊柱侧弯支具需每天配戴 16～23 小时，配戴时长主要取决于患者骨骼成熟度和脊柱侧弯的进展程度，且需要定期复查，观察脊柱侧弯的纠正程度。由于支具配戴时间长，需注意配戴者是否会有皮肤过敏、起疹、压疮等问题，应做好皮肤清洁工作。

## （二）物理治疗

物理治疗是指利用电、光、热、磁、水等物理因子进行治疗，以达到消炎镇痛、缓解肌肉痉挛的目的，其具有安全性高、无创无痛、副作用少且对环境无污染的特点。同时可根据青少年脊柱健康问题的个体差异采用不同物理因子、剂量、体位等进行治疗。需要注意的是，治疗次数及间隔时间对其疗效有一定程度的影响，故需根据医生的建议，按疗程进行治疗。

1. 电疗

电疗是一种通过电流刺激身体的治疗方式，它可以调整身体气血流通、缓解疼痛和肌肉紧张及促进血液循环。但电流刺激可能会对心脏产生不良刺激，加重心脏负担，故患有严重心脏疾病的患者应避免接受电疗，以免出现危险。癫痫患者的大脑神经兴奋性较高，接受电疗刺激可能会诱发癫痫发作。电流刺激可能会对皮肤产生损伤和刺激，加重皮肤病的症状，因此患有湿疹、过敏性皮肤病、脂溢性皮炎等皮肤病的患者应避免接受电疗。严重营养不良、身体虚弱的患者也需慎重进行电疗。

2. 光疗

光疗是一种利用紫外线、红外线、可见光等不同波长的光线进行治疗的方法，具有温热和化学作用，能改善血液循环、促进炎症消散。光疗时需要特别注意某些人群对特定的光线过敏，可能导致皮肤红肿、瘙痒、疼痛等症状，因此患有光敏性皮肤病及皮肤癌的患者应避免进行光疗。光疗可能会对眼睛造成损伤，需配戴有色眼镜或遮盖眼部进行光疗。

3. 传导热疗法

传导热疗法是以各种热源为介体，将热直接传导于人体以治疗疾病的方法。常见的传导热源有蜡、沙、泥、蒸汽、化学热袋等。传导热疗法设备简单，操作方便，适应证广泛，可有效缓解疼痛，减轻肌肉痉挛，改善血液循环，减轻慢性炎症反应。如果存在对传导热源成分过敏、高热、感染和开放伤口、严重皮肤病、出血性疾病、局部严重水肿等情况则不能采用传导热疗法。

4. 磁疗

磁疗是将磁场作用于人体的治疗方法，通常作用于病变局部或某些穴位。磁疗止痛作用明显，对于神经性疼痛和炎性疼痛等都有较好的镇痛效果。但需注意，磁疗会导致心慌、恶心、呕吐、头晕、无力等副作用。头颈部治疗及强磁场治疗时容易出现磁疗副作用。同时，安装心脏起搏器的部位及邻近部位、含金属异物的局部等都不能进行磁疗。

5. 水疗

水疗是利用水的不同温度、压力和溶质含量，以不同方式作用于人体，以达到预防、治疗和康复目的的方法。水疗法可以单独应用，也可以作为综合治疗的一部分，目前多与中药结合使用。在进行水疗时，应根据患者的年龄、性别、身体对水冷或水热的适应习惯等对刺激量进行调整。水疗温度和持续时间的阶段性调整，应当遵循循序渐进的原则。

## 二、青少年驼背

青少年驼背多为姿势性驼背，运动疗法是一种非常有效的治疗手段。这类患者可以通过特定的体操、拉伸练习和强化训练等运动疗法，有效地放松紧张的肌肉，增强身体躯干肌肉的力量，提高躯体的柔韧程度。这不仅能减轻姿势不良带来的疼痛，更能提升脊柱的稳定性，有助于患者改善体态，提高生活质量。

此外，家长的监督以及对患者的健康教育也十分重要，只有患者及家长都充分认识到疾病的危害，并愿意共同努力，积极维持良好的生活习惯，包括坐、立、行的姿态，并积极进行姿势训练，定期进行脊柱检查，才能达到事半功倍的效果。

极少数的青少年驼背是由休门氏病（Scheuermann's disease）引起的。休门氏病一般定义为脊柱存在连续 3 个或 3 个以上的椎体超过 5°的楔形变，影像学上通常伴有椎体终板不规则、出现许莫氏结节、椎间盘退变等。这些患者常伴有腰背部疼痛的症状，并且胸椎后凸难以通过姿势训练纠正。非手术治疗方案主要包括康复训练、药物治疗以及支具治疗。康复锻炼主要包括姿势训练以及腰背肌力量训练，详见本章第三节。药物治疗可以使用非甾体抗炎药及肌肉松弛剂，详见下文青少年颈腰痛的药物治疗部分。对于上述治疗无效的患者，胸椎后凸在 45°~70°者可考虑支具治疗。一般在胸椎后凸顶点设计一个向腹侧推挤的支点，在腹侧设计两处对抗支点，支具配戴时长参考脊柱侧弯的支具治疗。密尔沃基支具由于头尾端更长，后方可以提供两处支点，一般认为对于休门氏病后凸更有效。有文献报道配戴密尔沃基支具 32~34 个月后，胸椎后凸角度减少至初始角度的 35%~50%；配戴支具 5 年后，66% 的患者畸形得到部分矫正（改善率 10%~20%），24% 的患者畸形加重，另有 10% 的患者基本无变化。

## 三、青少年颈腰痛

### （一）物理治疗

参见青少年脊柱侧弯的物理治疗部分。

### （二）牵引治疗

牵引治疗可通过作用力与反作用力原理，将这对方向相反的力量作用于脊柱，以达到分离关节面、牵伸周围软组织和改变骨结构之间的角度和力线的目的。根据牵引部位可分为颈椎牵引、胸椎牵引及腰椎牵引。脊柱牵引的适应证包括：由椎间盘突出或脱出所致的脊神经根受刺激或压迫、椎间孔狭窄所致的脊神经根刺激或压迫、颈部或腰部的关节功能障碍、椎体小关节疾患造成的关节疼痛、肌肉紧张或痉挛、椎间盘损伤造成的疼痛等。颈椎牵引与腰椎牵引都有明确的禁忌证和适应证，需由医生诊断后决定是否实施。

1. 脊柱机械性拉长

牵引治疗可以通过脊柱椎体机械性分离、脊柱生理曲度变直、椎间孔增宽、椎间突出物缩小等达到脊柱机械性拉长的目的。牵引前脊柱所处的位置会在较大程度上影响脊柱不同部位椎体分离的效果。一般认为，在牵引之前，脊柱所处屈曲角度越大，椎体后部分离程度越大。同时，牵引的角度也会影响牵引部位屈曲的程度。适宜的牵引重量不仅会带来更好的治疗效果，还能够更好地保障患者安全。牵引时间、患者体重及体位、牵引方法及装置等因素都会影响牵引重量的大小。

2. 椎体小关节松动

在牵引作用下，椎体小关节面会发生滑动或转动、分离、靠近或压缩，且徒手颈椎牵引时的椎体小关节松动效果更明显。当脊柱处于屈曲、侧屈、旋转等不同状态时进行牵引，会在一定程度上影响椎体小关节面的滑动。

3. 脊柱周围肌肉放松

颈椎牵引时，仰卧位比坐位肌肉更容易放松；而且若颈椎屈曲角度减小，上斜方肌等肌肉可得到适当放松。腰椎牵引时，双髋、双膝屈曲，并将双小腿置于小凳上，可以很好地放松腰背部肌肉；若采用仰卧位且双膝下垫枕，可使腰椎曲度处于中立，腰背肌可获得较好放松。

4. 缓解疼痛

牵引治疗有助于局部的血液循环，尤其是改善因充血造成的循环血流不畅。而改善血液循环可以减轻局部炎症反应。椎体椎间隙的分离作用可短暂增大椎间孔，以减少对脊神经根的不良刺激和压迫。调节椎体小关节后也可以在一定程度上缓解疼痛。通过牵引来牵拉软组织后可使脊柱相应节段活动增加，从而降低因活动受限或软组织损伤导致的肌肉紧张性疼痛。

## （三）中医治疗

常用的中医治疗包括理筋整复手法、推拿整脊手法及针灸等方法。这些方法能够直接作用于脊柱及其周围的肌肉、韧带等软组织，通过改善局部血液循环、促进气血流通、舒缓肌肉紧张等方式，有效缓解脊柱疲劳和疼痛。同时，中医手法还能纠正脊柱的微小错位，恢复其正常的生理曲度，提高脊柱的稳定性和功能。在预防和治疗脊柱相关疾病方面，中医治疗方法发挥着独特而重要的作用，为脊柱健康提供了有力的保障。

1. 理筋整复手法

理筋整复手法主要包括㨰法、按揉法、旋拨法、旋肋法、提肩压胛法等方法。在使用时通常需要将两种或两种以上手法混合使用，以达到治疗的综合作用。可以通过直触患者的皮肤及浅深层软组织将热能进行传导，以缓解肌肉长期挛缩造成的疼痛不适，还可以有效疏通经络，促进局部气血运行，松解粘连，滑利关节，缓解肌肉紧张，纠正脊柱小关节紊乱。同时可以配合精油进行整复，能更好地达到激活肌肉的效果。理筋整复手法的禁忌证包括骨质疏松、恶性肿瘤、骨或关节化脓性感染、内脏损伤、凝血障碍等。

2. 推拿整脊手法

推拿整脊手法借助生物力学原理把脊椎棘突以及横突当做杠杆实施整脊矫正，调整脊柱生物力学失衡，理顺脊柱两侧软组织以及椎间关节，同时可刺激椎旁穴位，最终达到疏通经络、改善肌肉平衡状态、松解粘连、整复关节、激活肌肉骨骼的效果。

推拿整脊手法包括颈部整复手法、胸椎整复手法、腰椎整复手法及骶髂部整复手法。目前的整脊治疗可利用旋转牵拉挛缩的软组织，减小顶椎旋转度，实现胸椎、腰椎的同时复位矫正治疗，继而达到人体整体平衡状态。

3. 针灸疗法

针灸疗法可有效促进脊背区气血循环，改善神经根微循环，使脊柱两侧肌力达到平衡。针灸的前提是辨证，即需要根据中医原理辨别患者类型。在进行针刺时，主穴选胸或腰部侧弯段双侧夹脊、肾俞、脾俞、足三里、阳陵泉、悬钟等穴位。配穴肝肾阴虚者加三阴交、肝俞；脾肾阳虚者加腰阳关、肾俞；气血不足者加关元、血海。侧弯段凹侧夹脊穴行捻转补法，凸侧夹脊穴行捻转泻法；其余针刺行平补平泻法。患有感染、溃疡、炎症等开放性伤口以及出血性疾病、凝血功能障碍等血液系统疾病患者不宜接受针刺治疗。精神疾病患者或情绪不稳定的患者也不宜进行针刺治疗。

针刺方法有一定危险性，须由专业医师进行操作。相对于针刺疗法，艾灸疗法更适合在家操作，只需将点燃的艾条放入艾灸盒中，然后将艾灸盒放置在需要灸治的穴位上，并根据个人感受调整艾灸盒与皮肤的距离，以保持适当的温度。肝肾阴虚者可以灸肝俞、肾俞、三阴交、太溪等穴位；脾肾阳虚者则选择灸脾俞、肾俞、关元、命门等穴位；气血不足者可以灸肺俞、膈俞、心俞、足三里等穴位。每个穴位灸治时间为 10～15 分钟。在艾灸过程中需避免烫伤，如感觉过热，可适当调整艾灸盒与皮肤的距离。皮肤感觉障碍或存在沟通障碍者均不宜进行灸法治疗。在灸治过程中，尽量保持舒适的姿势，避免因姿势不当影响灸治效果。

## （四）运动疗法

对于急性颈腰部疼痛的患者来说，首要的治疗方法便是休息与制动。在急性期，患者必须减少活动，尤其需要避免剧烈运动和重体力劳动，以免对受伤部位造成进一步的刺激和损伤。这是保护身体、加速康复的重要步骤。待急性期过后，患者才可逐渐进行锻炼，以促进身体康复。

患者还可以结合八段锦、易筋经、五禽戏以及太极拳等中国传统功法进行运动治疗。通过深呼吸和慢动作的配合，患者可以有效增强心肺功能，使得氧气更加充足地供应到身体细胞，从而有助于脊柱的舒展与放松。这些传统功法还能够增强脊柱周围的肌肉，提高脊柱的灵活性和稳定性。长期坚持练习，患者会发现自己的身体变得更加柔韧有力，脊柱健康问题也能得到有效缓解。除了身体上的改善，这些传统功法还能够减轻患者的心理压力，缓解因脊柱健康问题带来的焦虑和不安。

## （五）药物治疗

药物治疗是青少年脊柱健康问题治疗的辅助手段，主要针对疼痛、肌肉紧张、炎症和营养不良等症状进行缓解。常用的药物包括非甾体抗炎药、肌肉松弛剂、镇痛药、中药及营养剂等。药物疗法并不能根治脊柱健康问题。患者应在医生的指导下使用药物治疗，同时结合其他治疗方法，如运动疗法、支具治疗等，以达到最佳的治疗效果。

1. 非甾体抗炎药

非甾体抗炎药是治疗脊柱疾病的核心药物，被广泛用于减轻疼痛、肿胀和僵硬等症状。其中，布洛芬和吲哚美辛是最常见的代表药物。这些药物主要通过抑制前列腺素的合成来发挥作用，因为前列腺素是导致疼痛和炎症的关键物质。通过抑制前列腺素的合成，非甾体抗炎药能够显著减轻患者的疼痛感，缓解肿胀和僵硬，从而有助于提高患者的活动能力。然而，长期使用非甾体抗炎药也可能带来一些副作用。最常见的问题是胃肠道不适，如胃痛、恶心、呕吐和腹泻等。此外，长期使用还可能对肝脏造成损伤，因此需要定期进行肝功能检查。为了降低副作用的风险，患者应在医生的指导下使用非甾体抗炎药，并严格按照医嘱的剂量和使用时间来服用。

2. 肌肉松弛剂

盐酸乙哌立松是一种常用于缓解肌肉紧张和疼痛的肌肉松弛剂。它能够通过特定的机制，放松紧张的肌肉，从而减轻疼痛，帮助患者改善姿势和舒适度。它对于那些因长时间保持同一姿势或患有肌肉疾病而导致肌肉紧张的患者来说作用十分明显。但正如许多药物一样，肌肉松弛剂也可能带来一些副作用。其中最常见的包括嗜睡和乏力。这些副作用可能会对患者的日常生活和工作造成一定的影响。因此，在使用这类药物时，患者需要在医生的指导下服用，确保药物使用的安全性和有效性。同时，患者也应密切关注任何不适的症状，及时向医生反馈，以便调整药物剂量或更换药物。

3. 镇痛药

对乙酰氨基酚作为抗炎药被广大患者所熟知。它的主要作用是缓解各种原因引起的轻度到中度疼痛，帮助患者减轻疼痛带来的不适。但对乙酰氨基酚并不具备抗炎作用，它主要通过对中枢神经系统的作用来缓解疼痛。对于中度至重度的疼痛，简单的镇痛药可能无法满足需求。这时，医生可能会考虑使用处方镇痛药，如可待因。这类药物通常具有更强的镇痛效果，但也可能伴随更多的副作用，因此需要在医生的专业指导下使用。除了口服药物，局部涂抹的止痛药和贴敷的膏药等也是常见的选择。这些药物可以直接作用于疼痛部位，不仅缓解疼痛，而且还具有一定的抗炎作用。对于轻度的颈腰部疼痛，这类局部用药通常能够取得较好的效果，帮助患者快速恢复正常的生活和学习状态。

4. 中药

根据不同辨证分型，患者可选择服用不同的中药。患者需前往正规医院的中医科就诊，由医生辨证施治。

## （六）心理干预

脊柱疾病患者的心理干预措施在治疗过程中占据着举足轻重的地位。由于脊柱疾病可能引发长期的疼痛和身体不适，这使得患者往往承受着巨大的心理压力，其中焦虑、抑郁、自卑等情绪问题尤为突出。对于这些患者来说，单纯的药物治疗或物理治疗往往是不够的，心理干预成为了他们康复道路上不可或缺的一部分。

1. 倾听与理解

心理干预的首要任务是倾听和理解患者的感受。在患者感到痛苦和无助时，医护人员及患者家属应给予他们足够的关心和支持，帮助他们建立起与疾病抗争的勇气和信心。这种倾听和理解不仅仅是表面上的安慰，更是从心理层面给予患者的一种支持和鼓励。

2. 疾病知识的普及

医护人员应向患者详细解释疾病的性质、治疗方法以及预后情况，帮助他们了解疾病的来龙去脉，从而减轻他们的恐惧和不安。患者对疾病的认知水平提升后，可以更加积极地配合治疗，以提高治疗效果。

3. 应对压力和疼痛

在日常生活中，患者可以通过一些简单的放松训练来缓解疼痛和紧张情绪。例如，深呼吸可以帮助患者放松身心，减轻疼痛感知；而渐进性肌肉松弛则可以让患者学会如何放松身体的各个部位，从而减轻身体的紧张和不适感。

4. 积极参加锻炼和社交活动

康复锻炼可以帮助患者恢复身体功能，提高生活质量；而社交活动则可以增强患者的社交能力和自我控制感，让他们感受到生活的乐趣和意义。

5. 专业心理治疗

对于存在严重心理问题的患者，可能需要专业的心理咨询师或心理治疗师的干预。这些专家可以提供更深入的心理支持和治疗，帮助患者调整心态，积极面对疾病和生活。通过综合运用各种心理干预措施，可以帮助患者更好地应对疾病带来的心理挑战，促进他们的全面康复。

## （七）健康教育

脊柱的健康教育对于脊柱疾病的预防、治疗和康复具有重要意义。有关脊柱的健康教育不仅关乎个体的健康，更是社会公共健康的重要组成部分。通过全面的健康教育，我们可以更好地认识脊柱疾病，掌握其预防、治疗和康复的方法，从而提高脊柱健康水平，提升生活质量。

1. 了解脊柱疾病

脊柱疾病并非只是简单的疼痛或不适，它涵盖了一系列与脊柱结构和功能相关的疾病。例如，脊柱侧弯是指脊柱在冠状面上出现了一个或多个节段的侧方弯曲，这不仅影响身体的美观，还可能导致内脏器官受到压迫，影响其功能。颈椎病则是因为颈椎长期受到不良姿势或外力的影响，导致颈椎结构发生变化，进而压迫神经根或脊髓，引发一系列症状。腰椎间盘突出症则是由于腰椎间盘退行性变或外力损伤，导致椎间盘的髓核向后突出，压迫神经根，引起腰痛和下肢放射痛。

2. 培养正确的姿势

维护脊柱健康并不是一件复杂的事情，而是需要融入到我们的日常生活中。其中，保持正确的姿势是关键。无论是坐姿、站姿还是睡姿，都应该避免长时间保持同一姿势，尤其是低头看手机、久坐等。正确的姿势不仅可以减轻脊柱的负担，还可以预防脊柱疾病的发生。

3. 加强日常锻炼

适当的锻炼可以增强脊柱及周围肌肉的力量和韧性，提高脊柱的稳定性。例如，游泳可以锻炼全身肌肉，增强心肺功能；瑜伽练习则可以通过柔和的拉伸动作，调整脊柱的姿势，缓解脊柱压力。针对脊柱的局部锻炼，如臀桥、平板支撑等则可以加强脊柱周围肌肉的力量。但需要注意的是，锻炼时应避免过度用力或不当姿势，以免加重脊柱负担。

4. 合理搭配饮食

饮食对于脊柱健康也有一定影响。应保证青少年摄入足够的钙、蛋白质等营养素，以维持骨骼和肌肉的正常功能。例如，牛奶、豆腐、鱼虾等食物都是钙和蛋白质的优质来源。同时，避免过度摄入高热量、高脂肪食物，以免导致肥胖等问题加重脊柱负担。

5. 定期进行脊柱检查

定期进行脊柱检查是维护脊柱健康的重要手段。通过医生的体格检查，必要时结合X线、MRI等检查，我们可以了解脊柱的结构和功能状况，及时发现并处理脊柱健康问题。这样就可以避免脊柱健康问题进一步发展，守护青少年脊柱健康。

# 第二节　手术治疗的适应证与风险

## 一、青少年脊柱侧弯的手术治疗

根据发病机制不同，青少年脊柱侧弯可分为特发性脊柱侧弯、先天性脊柱侧弯以及其他类型脊柱侧弯（神经肌源性脊柱侧弯、神经纤维瘤病合并脊柱侧弯、马方综合征合并脊柱侧弯、骨软骨发育不良合并脊柱侧弯及其他综合征型脊柱侧弯如特纳综合征伴脊柱侧弯等）。

### （一）特发性脊柱侧弯

青少年脊柱侧弯中发病率最高的当属青少年特发性脊柱侧弯，占所有侧弯的75%～80%。当 Cobb 角＞ 40°或者侧弯进展迅速时，应及时进行手术干预。因为青少年处于身体快速生长时期，严重的脊柱畸形不仅影响患者的身体形态、增加心理负担，还会影响心、肺及腹腔脏器的发育，进而影响心肺功能，并可能影响患者的身高及运动功能。

影响特发性脊柱侧弯进展的因素包括患者的年龄、性别、侧弯的程度及类型、骨骼成熟度以及椎体旋转等，因此需要医生根据患者的具体情况，是否伴随其他疾病、非手术治疗的效果等，来决定是否需要进行手术治疗。同时，医生还需要同患者及家长充分沟通，共同制订最适合患者的个体化治疗方案。

随着骨科内植物与手术技术的进步，特发性脊柱侧弯的矫形手术目前整体来讲比较成熟。通俗来讲，如果将患者弯曲的脊柱比作螺旋形的电话线，要想把电话线拉直，就需要选取一头一尾两个合适的位置，捏住电话线用力拉直即可。矫形手术的原理与之类似，一般采取开放手术，即手术要切开皮肤，并将脊柱旁的肌肉向两侧剥离，显露出脊柱的骨质，并在脊柱上置入钛合金螺钉，根据置入的解剖部位命名，我们称之为椎弓根螺钉。

首先要选择合适的节段置入螺钉，一般是从胸椎固定到腰椎，共约 20 枚，最头端不超过第 1 胸椎，最尾端不超过第 4 腰椎。其次是进行必要的截骨操作。“截骨”顾名思义就是切除部分骨质，类似剪纸可以增加纸张的伸缩性、延展性一样，截骨可以增加脊柱之间的活动度，便于矫形操作。再次就是选取 2 根合适长度的钛合金或者钴铬钼合金的连接棒，根据患者的具体情况在二维层面弯折成一定的形态，并将连接棒与先前置入的椎弓根螺钉依次相连，矫正脊柱侧弯并恢复正常的胸椎后凸及腰椎前凸。最后，也是手术的关键，是进行植骨融合。植骨材料一般选取截骨操作切下来的患者自己的骨（自体骨），如果骨量较少，还可以选取同种异体骨或者人工骨材料。植骨最终融合才能代表手术完全成功，因为椎弓根螺钉是不会与骨质长到一起的，它只是起到临时固定的作用。青少年患者的骨质较韧，螺钉把持力强，可以维持长达 10 余年至数十年的矫形力量。植骨融合快的话需要 3 个月，普遍需要半年时间，如果植骨尚未融合就因为外伤或者其他原因引起内固定失效，可能需要进行翻修手术。

图 7-2 所示为一名 14 岁女性患者，胸腰双弯，如果要完全矫正畸形，需要在第 2 胸椎至第 4 腰椎椎体置钉，比现在再多置 6 枚螺钉，增加治疗费用和手术创伤是一方面，更主要的是固定到第 4 腰椎的话会影响患者的腰椎活动度，如弯腰动作。患者是初中生，将来还面临体测以及中考的坐位体前屈等考试，需要保留腰椎活动度，经过与患方充分沟通，达成目前的手术计划，保留了腰椎活动度，但是将来腰弯有可能继续进展，届时可能需要翻修手术向尾端延长内固定。即便如此，医患双方均认为目前的手术方案最佳，术后患者身高增加了，不平整的后背也变平了，双肩也对称了，整个人变得很自信，脸上挂满了笑容。

特发性脊柱侧弯手术有一定的创伤，背部皮肤切口较长，一般在 20 厘米以上，但是术后第 2 天患者就可以配戴支具下床活动，术后 3 ~ 5 天可以出院。皮肤愈合需要 10 天，肌肉愈合需要 1 个月，植骨融合至少需要 3 个月，因此患者术后需至少配戴 3 个月支具，每天可以少量多次下床活动，术后 1 个月可以开始腰背部肌肉锻炼以避免出现肌肉萎缩。恢复较好的患者术后 1 个月即可以返回学校上课。

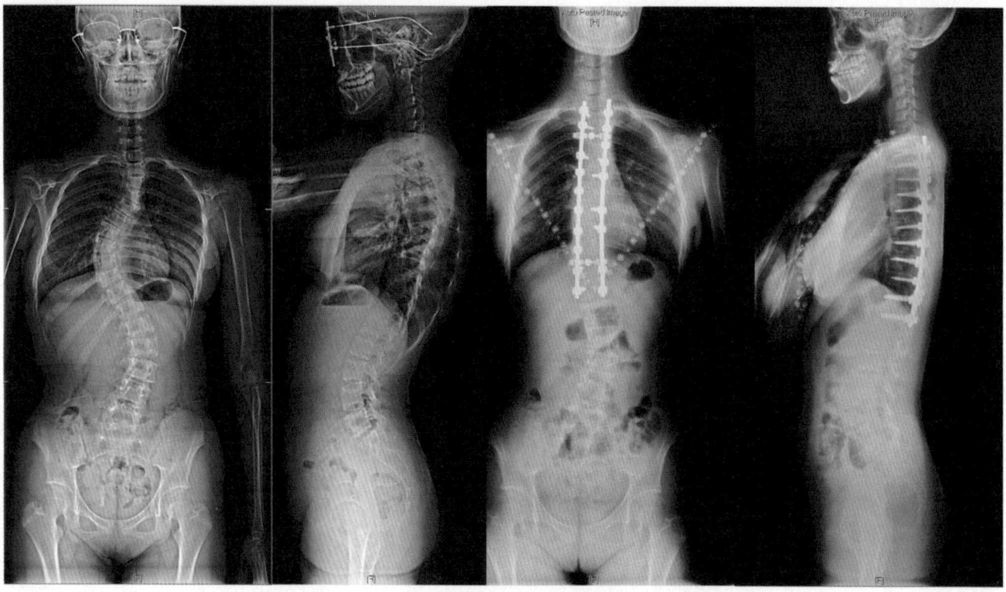

图 7-2　青少年特发性脊柱侧弯手术治疗

## （二）先天性脊柱侧弯

先天性脊柱侧弯是指脊椎在胚胎发育过程中，出现了形成障碍或分节障碍，或者二者兼而有之所致的脊柱畸形，通常合并脊柱后凸或前凸。先天性脊柱侧弯通常在产检或者出生时即可发现，畸形不明显者可能青少年时期才会被发现。先天性脊柱侧弯常合并神经系统发育畸形，以及心血管系统、泌尿系统的畸形。

先天性脊柱侧弯一经发现，绝大多数都需要尽早手术，否则随着时间的推移以及患者生长发育，畸形进展较特发性脊柱侧弯快得多，更容易出现心肺功能障碍，生活在高海拔地区的患者更为明显，甚至会因为缺氧而危及生命。2 岁以内的患者，因为现有脊柱内固定器械很难进行手术矫正，一般采取石膏、支具等保守治疗并严密观察。对于青少年先天性脊柱侧弯患者，现有技术可以进行有效的矫形。

先天性脊柱侧弯形成的弯型变化多端，有相对简单的半椎体畸形，也有同时存在凹侧多个椎体形成障碍及凸侧半椎体畸形的复杂病例（简而言之就是身体的一侧有人向下拉着躯干，对侧又有人推，这样形成的畸形较为复杂）。随着患者的生长，畸形以外的部位往往形成较为僵硬的代偿弯，甚至代偿弯也形成了骨性融合，因此先天性脊柱侧弯的手术难度及风险相较特发性脊柱侧弯要大得多。对于半椎体畸形，为了保留患者的生长潜能和脊柱活动度，一般采取短节段椎弓根螺钉内固定，再将半椎体完全切除进行松解，并将双侧连接棒与椎弓根螺钉相连，通过凸侧加压及凹侧撑开来矫正畸形（图 7-3）。

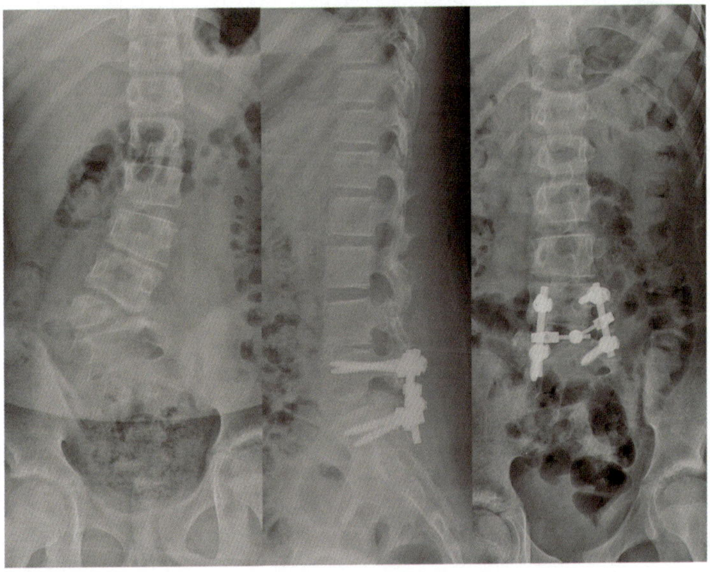

图 7-3　腰骶段半椎体畸形的手术治疗

对于年龄相对偏大，畸形更为复杂的患者，比如 Cobb 角超过 100°的患者，可能需要术前进行头环－骨盆牵引数月时间，充分松解畸形，增加其柔韧性，同时使皮肤肌肉也变得松弛并适当延展（图 7-4），终末手术时再进行置钉以及相较特发性脊柱侧弯更为复杂的截骨进行矫形。但是这种骨性牵引的过程相对来说比较痛苦，通常先在全身麻醉下置入头环及颅骨螺钉，并向骨盆穿入斯氏针，二期再使用连接杆连接头环及骨盆环，定期撑开，缓慢牵引。置入颅骨螺钉后，患者可能会因为颅内压升高出现头痛、恶心、呕吐等不良反应，后期随着牵引时间延长、牵引力量加大，骨盆内的斯氏针会刺激骨质引起剧烈疼痛，甚至影响行走，穿刺点可能出现渗液等。因此，对于重度畸形患者，需要医方向患方充分交代治疗过程及相应的痛苦和风险，双方共同决定是否采取该治疗方案。

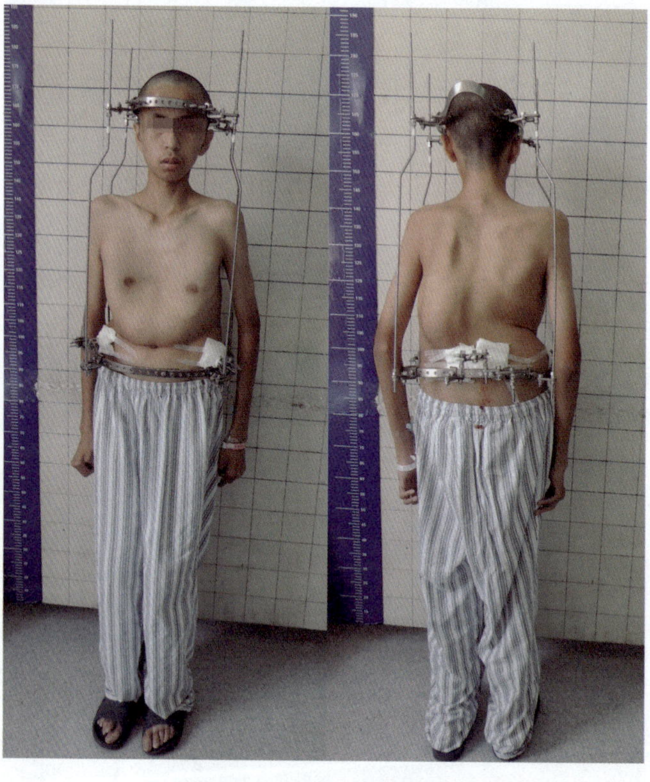

图 7-4　头环－骨盆牵引

## （三）其他类型的青少年脊柱侧弯

图 7-5 所示与图 7-4 所示为同一患者，这是一种极为罕见的马方综合征合并脊柱侧弯的病例。马方综合征是一种遗传性结缔组织病，主要累及起源于中胚层的组织器官，如骨骼、视觉系统、心肺以及皮肤等系统。心血管系统的临床表现多为主动脉瘤，视觉系统

常表现为晶状体脱位，骨骼系统表现甚为复杂，包括瘦长体型、蜘蛛趾、关节韧带松弛以及“臂长过膝”等。

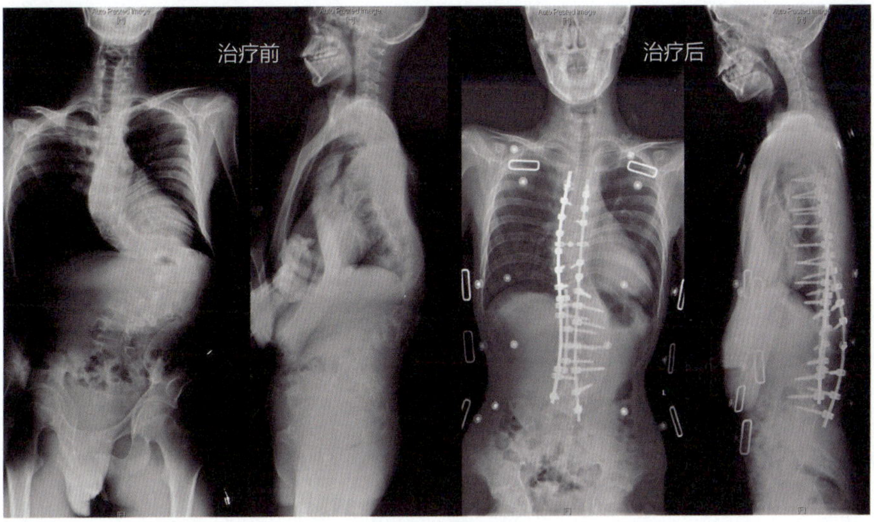

图 7-5　马方综合征合并极重度脊柱侧弯的手术治疗

马方综合征引起的脊柱侧弯绝大多数情况需要手术治疗，但是患者椎弓根发育极细，给手术置钉造成很大困难，神经系统也多发异常，因此矫形手术过程中出现神经损伤的风险极高。图 7-5 所示患者畸形严重，主弯角度达到 130°，代偿弯也有 83°，脊柱后凸 110°，经过 3 个月的术前头环 - 骨盆牵引，结合置钉截骨矫形手术，术后主弯矫正至 56°（矫正率 57%），代偿弯矫正至 46°（矫正率 45%），后凸矫正至 66°（矫正率 40%）。该患者治疗过程顺利，未出现并发症。

## 二、青少年驼背的手术治疗

正如前文所述，绝大多数的青少年驼背保守治疗即可，极少数的休门氏病脊柱后凸可能需要手术干预。手术一般适用于那些比较僵硬并且有严重疼痛症状影响学习生活的后凸，以及进展迅速、后凸角度超过 70°、保守治疗无效的患者，而且要在患者骨骼发育成熟后再行手术。

手术操作的前半部分类似前文所述的特发性脊柱侧弯手术，多为开放手术，显露骨质并置入椎弓根螺钉，再进行截骨操作，与特发性脊柱侧弯手术不同之处是前者主要矫正侧弯，而休门氏病手术主要是纠正后凸畸形。无论是侧弯矫形还是后凸矫形，手术都改变了脊柱原有的排列形态，脊柱内保护的重要神经结构——脊髓就有可能因为牵拉等形态改变出现神经损害的表现，严重者可能会引起下肢瘫痪。为了尽量减少这一灾难性并发症的发生，脊柱矫形手术中须常规使用神经电生理监测。这项技术是在患者全身麻醉后，由专业的技术人员在患者头部及四肢置入检测电极，在整个手术过程尤其是截骨和进行矫形操作的过程中，严密观察患者四肢的感觉和运动电位变化，出现任何异常都需要与主刀医生及时沟通，以便采取及时有效的措施降低患者的瘫痪风险。

## 三、青少年颈腰痛的手术治疗

### （一）青少年颈痛

绝大多数的青少年颈痛患者不存在器质性疾病，可以通过保守治疗得到改善。极少数患者可能存在少见的器质性疾病引起颈痛，如颈椎肿瘤，可能需要手术治疗。脊柱原发性颈椎肿瘤较少见，发生于儿童和青少年的则更少见。北京大学第三医院骨科 2004 年 2 月至 2012 年 5 月共收治 113 例儿童和青少年脊柱肿瘤患者，良性病例占 92%，发病于颈椎的有 93 例，多为嗜酸性肉芽肿和动脉瘤样骨囊肿。全部患者中共 62 例接受了手术治疗。由此可见，颈椎肿瘤引起的青少年颈痛极为罕见，需要手术治疗的则更少。

### （二）青少年腰痛

绝大多数的青少年腰痛患者没有器质性疾病，多由不当坐姿等引起，通过一系列的保守治疗可以好转。然而也有少数患者存在器质性疾病，其中最常见的是腰椎峡部不连，也称腰椎峡部裂，通常发生在第 5 腰椎，临床上也有连续 2 节甚至 3 节腰椎存在双侧峡部裂的病例报道。正常的腰椎峡部位于该节腰椎上关节突与下关节突之间，是完整连续的，而峡部不连的患者，峡部是断开的。腰椎峡部不连的具体病因不清，但是目前主流的观点认为，腰椎活动过多，尤其是过伸和旋转动作过多时，可能造成峡部的疲劳性或应力性骨折。腰椎峡部不连在整体人群的发病率为 4%～6%，但是在青少年运动员中可高达 8%～15%，尤其是在长期遭受腰痛折磨的青少年运动员中，其发病率高达 47%。

腰椎峡部不连只能通过影像学检查发现，腰椎斜位 X 线片以及腰椎 CT 可以清楚地诊断该疾病。如果不予处理，多数腰椎峡部不连患者会在 50～80 岁时出现腰椎滑脱，可能引起严重的腰腿痛影响行走。在此之前，是否采取手术治疗主要取决于保守治疗的疗效以及患者本身的诉求。对于将来不从事专业体育运动或者舞蹈专业的青少年，可以选择长期观察。但是对于一些腰痛症状很重，甚至不能坚持正常上课或者对运动需求很高的患者，手术不失为一项好的选择。

手术操作依然需要开放手术，以图 7-6 为例，在第 5 腰椎置入 2 枚椎弓根螺钉，清理断裂峡部处的瘢痕组织，显露骨质，仔细打磨出粗糙面便于植骨愈合，再取自体髂后上棘的松质骨植于峡部，最后使用连接棒将椎弓根螺钉与同侧椎板钩连接加压。峡部植骨的愈合一般需要很长时间，多数患者需半年甚至更长时间。但是即使植骨不愈合，内固定装置依然可以长时间维持该处椎板的稳定性，有效地缓解腰椎不稳定引起的疼痛。

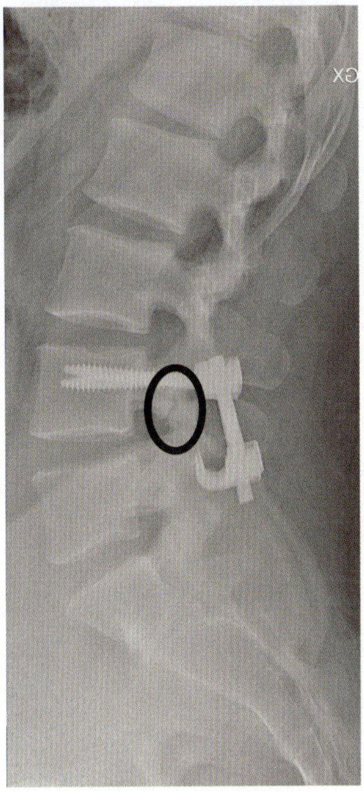

图 7-6　腰椎峡部不连的手术治疗

## 四、青少年脊柱手术治疗的风险

### （一）手术本身的风险

手术本身存在一定的风险，如术中出血、感染、麻醉反应等。这些风险需要医生在手术前进行评估，并采取相应的措施来降低风险。

### （二）神经损伤

由于脊柱手术涉及神经等重要组织，因此手术过程中可能出现神经损伤的情况。这可能导致患者出现肢体麻木、无力等症状，需要进一步的治疗和康复。

### （三）植骨融合失败

植骨融合是手术中的重要步骤，如果植骨融合失败，可能会导致手术效果不佳或脊柱畸形复发。

### （四）内固定装置松动或断裂

为了维持脊柱的稳定性和保持手术效果，通常需要使用内固定装置。如果内固定装置松动或断裂，可能会导致手术效果不佳或脊柱畸形复发。

### （五）术后并发症

术后可能出现切口感染或不愈合、肺部感染、下肢深静脉血栓等并发症，需要加强护理和观察，及时发现并处理。

## 五、术后心理治疗

在患者手术后的恢复期，家长要注意对患者进行心理开导，消除孩子的恐惧心理，让孩子保持乐观情绪。此外，家长还要熟悉如何正确帮助患者翻身和坐起。正确的翻身和坐起动作才有利于恢复。家长要给患者制订合理的饮食食谱。患者需要多补充营养，才有利于身体的康复。

综上所述，青少年脊柱手术治疗需要综合考虑患者的具体情况和适应证，权衡利弊，选择最适合的治疗方法。同时，手术前后的护理和康复也非常重要，有助于减少并发症和促进患者康复。如果患者需要进行手术治疗，建议选择经验丰富的专业医生进行手术，并遵循医生的建议进行术前准备和术后护理。在手术治疗后，患者需要进行一段时间的康复训练，以帮助身体恢复和适应新的脊柱形态。在康复期间，患者还需要定期接受医生的检查和评估，以确保手术效果和身体状况的稳定。

# 第三节 康复锻炼在脊柱疾病治疗中的作用

为了维持脊柱健康，我们可以采取多种运动方式进行康复锻炼。这些运动不仅可以增强脊柱周围的肌肉力量，提高脊柱的稳定性，还可以帮助调整姿势，缓解脊柱压力。

## 一、核心稳定性训练

核心肌力训练是脊柱疾患运动疗法的重要组成部分，主要针对腹部、背部和髋部等核心区域的肌肉进行练习。这些肌肉是维持脊柱稳定性的关键，通过增强核心肌群的力量和耐力，可以有效地提高脊柱的稳定性，缓解疼痛，改善姿势。常见的核心肌力训练包括平板支撑、俯卧撑、臀桥等。对于脊柱健康问题较为严重或者体能基础较差的患者，需在专业指导及监护人陪同下完成核心稳定性训练。

### （一）平板支撑

身体应保持一条直线，头、肩、臀和腿部都在同一平面上。手肘位于肩正下方，支撑垫面，保持肘部与身体呈 90°角。双脚并拢，脚尖支撑垫面。腹部和背部要收紧，避免腰部下沉或抬高，保持身体稳定（图 7-7）。保持呼吸均匀，避免憋气。保持这个姿势直到无法维持为止。平板支撑可以强化腹部、背部、臀部肌群，为脊柱提供稳固的支持，改善脊柱的稳定性，预防和缓解因久坐、久站等生活习惯引起的疼痛和不适，减少因姿势不良或外力冲击导致的脊柱损伤风险。

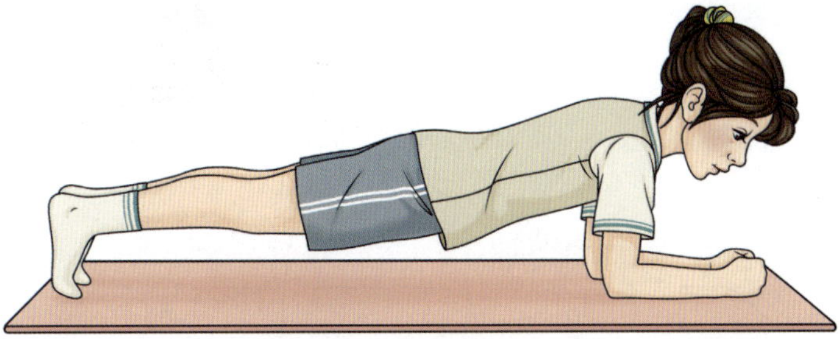

图 7-7　平板支撑

## （二）俯卧撑

双手稍向前、向外支撑于垫面，双腿伸直，两脚并拢，脚尖支撑于垫面，保持头部、上背、臀部、膝部、足跟呈一条直线。慢慢弯曲手肘，使胸部贴地，稍作停顿后，再慢慢将手臂伸直，恢复到起始姿势（图 7-8）。注意保持呼吸顺畅及身体稳定。重复 10～15 次为 1 组。具体组数可根据自身情况决定。俯卧撑能够增强上肢、背部、腰部和腹部的肌肉力量，有助于维持脊柱稳定性和自然曲度。同时可以有效改善不良姿势，帮助呈现更好的身体姿态。

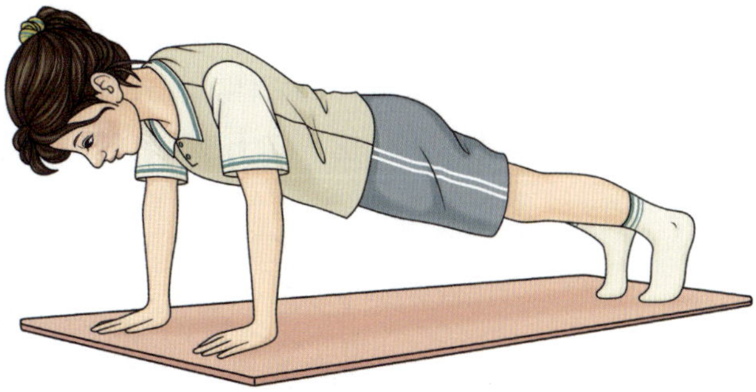

图 7-8　俯卧撑

## （三）四点跪撑

双手支撑于垫面上，比肩略宽，屈髋 90°且双膝跪撑于垫面，足部呈勾脚状态，脊柱延展，将膝抬离垫面 1～5 厘米，背部平直，保持 10 秒后放松（图 7-9）。注意使肩部维持在原始位置，不能代偿性后缩。重复 5～10 次为 1 组。具体组数可根据自身情况决定。四点跪撑有利于脊柱的自然放松，可以有效锻炼腹部和背部的肌肉，改善脊柱活动范围和僵硬，有助于增强脊柱的稳定性，为脊柱提供更好的支持和保护。

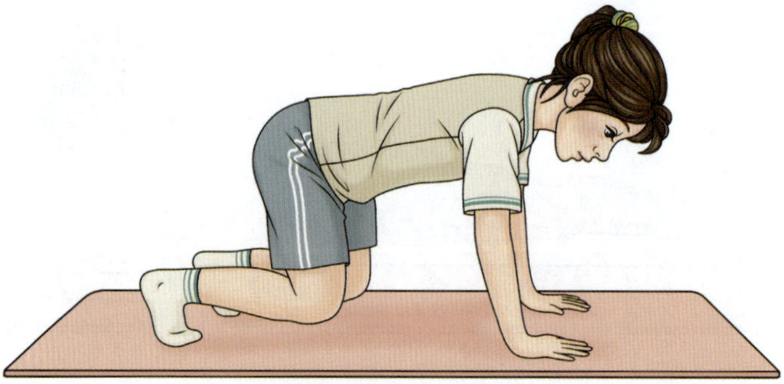

图 7-9　四点跪撑

## （四）侧板支撑

单手侧向支撑于垫面上（初期可用肘部支撑），上方手扶在骨盆位置，身体呈一条直线，保持 10 秒后放松（图 7-10）。左右各重复 5～10 次为 1 组。具体组数可根据自身情况决定。体能改善后，可进行动态侧板支撑。单手侧向支撑于垫面上（初期可用肘部支撑），上方手扶在骨盆位置，身体呈一条直线，先慢慢将髋部向下靠近垫面，保持 1～2 秒，再慢慢向上回到正中。下落时吸气，上抬时呼气。重复 5～10 次为 1 组。具体组数可根据自身情况决定。侧板支撑强调身体侧面的稳定性和平衡感，能够锻炼脊柱的侧屈肌群，有效预防和纠正脊柱侧弯问题。同时，这个动作还能增强腰腹肌肉的力量，提升脊柱的整体稳定性。动态侧板支撑则通过不断变化的动作，加强脊柱的柔韧性和适应性。在动作过程中，脊柱需要灵活应对身体的移动，这有助于改善脊柱的灵活性和活动范围。

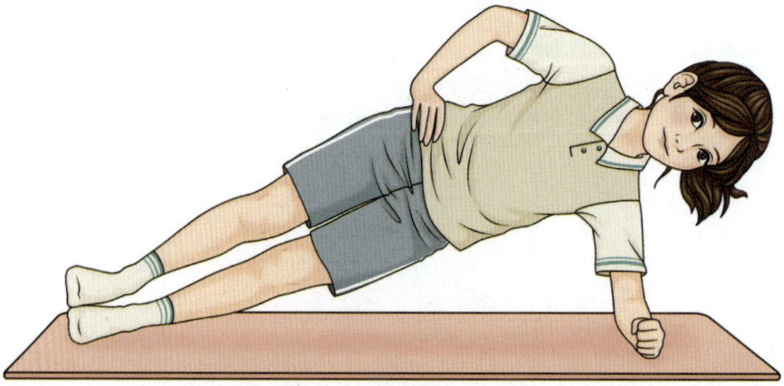

图 7-10　侧板支撑

## （五）臀桥

仰卧于垫面上，头部保持中立位并紧贴垫面，两手臂伸直，双手放于身体两侧，双脚并拢，膝关节屈曲 90°，脚掌平放在垫面上。用腹部和臀部力量抬起臀部，使身体从膝关节到肩关节形成一条直线，避免腰部塌陷（图 7-11）。保持 8～10 秒，再慢慢放下臀部，回到起始位置。重复 10～15 次为 1 组。具体组数可根据自身情况决定。动作过程中注意调整呼吸，避免憋气。臀桥能够加强腹部和臀部肌肉的训练，提高躯干稳定性，减轻脊柱的压力，同时还能够拉伸和放松腰部的肌肉，促进腰部的血液循环，有助于缓解腰部疼痛。

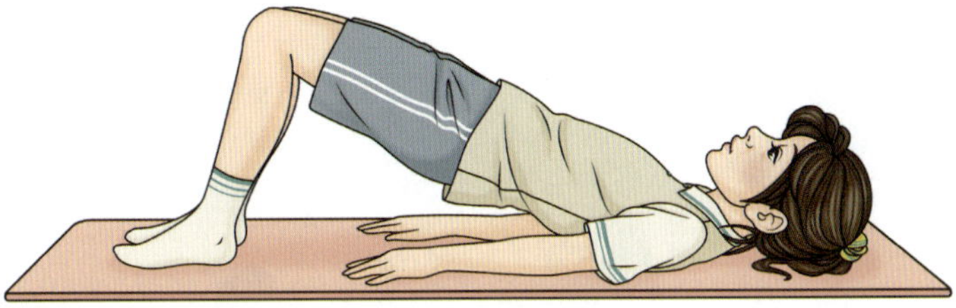

图 7-11　臀桥

## （六）点地运动

仰卧于垫面上，头部保持中立位并紧贴垫面，两手臂伸直，双手放于身体两侧，双脚并拢，膝关节屈曲，脚掌平放在垫面上。呼气时让骨盆向后卷动，吸气时屈髋屈膝，使两侧小腿与垫面保持平行。保持呼吸顺畅及腰部紧贴垫面，左腿缓慢点地后回正，交替换右腿（图 7-12）。左右各重复 10～15 次为 1 组。具体组数可根据自身情况决定。点地运动可以有效锻炼腹部肌肉力量以及下肢肌肉的控制能力，提高脊柱稳定性，缓解腰部疼痛，有助于改善体态，促进整体健康。

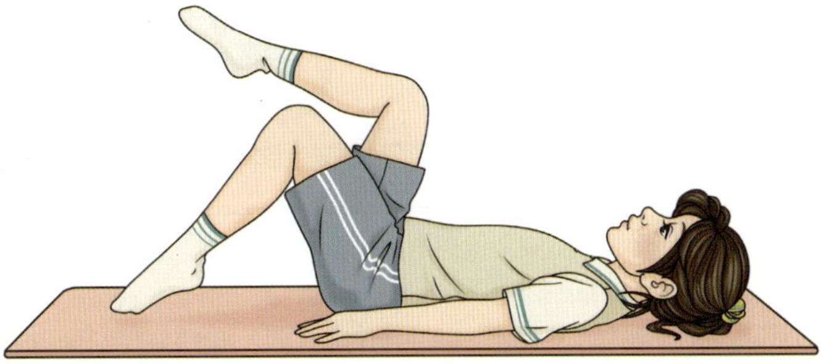

图 7-12　点地运动

## （七）骑车运动

仰卧于垫面上，头部保持中立位并紧贴垫面，两手臂伸直，双手放于身体两侧，双脚并拢，膝关节屈曲，脚掌平放在垫面上。骨盆向后卷动并抬起双腿，使小腿和躯干呈 90°。保持腰部紧贴垫面，开始模拟骑车动作（图 7-13）。左右腿各蹬骑 15 ~ 20 次为 1 组。具体组数可根据自身情况决定。在动作过程中，双腿模拟骑自行车的动作，不仅能锻炼大腿和臀部肌肉，提升下肢力量，还能促进腹部肌肉的收缩，强化核心稳定性。同时，这个动作有助于提高心肺功能，增强心血管健康。

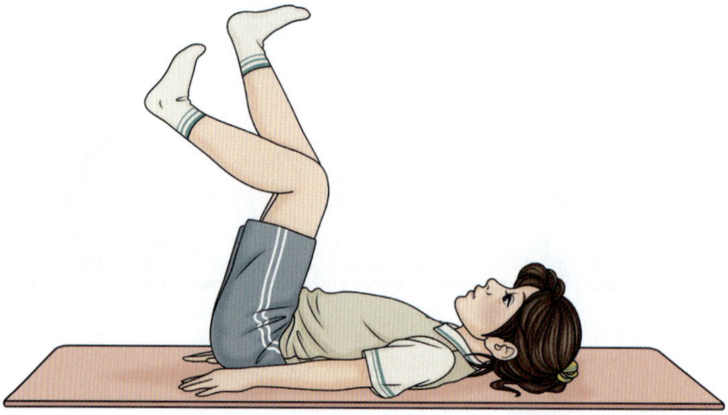

图 7-13　骑车运动

## （八）仰卧举腿

仰卧于垫面上，头部保持中立位并紧贴垫面，两手臂伸直，双手放于身体两侧，双脚并拢，两腿伸直。吸气时骨盆向后卷动并抬起双腿。双腿与垫面垂直，大腿收紧内旋向上，足部呈勾脚状态。腰部紧贴垫面，保持 10 秒后放松回落（图 7-14）。重复 5 ~ 10 次为 1 组。具体组数可根据自身情况决定。仰卧举腿可以锻炼腹部核心肌群，强化下背部力量，改善下肢肌肉控制能力，促进脊柱稳定，缓解腰部疼痛。

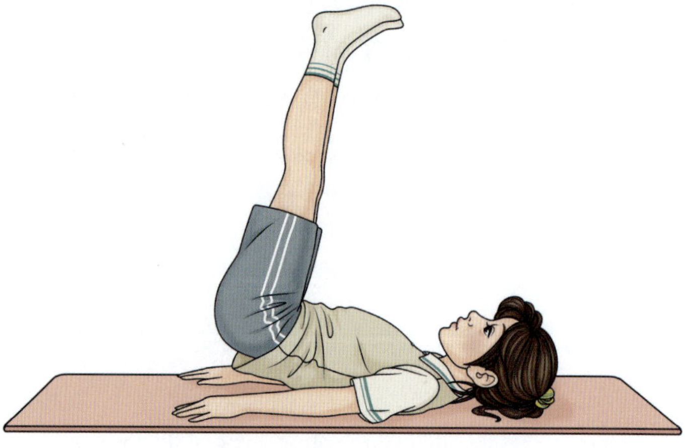

图 7-14　仰卧举腿

## 二、拉伸训练

拉伸运动可以帮助缓解肌肉紧张和疼痛，预防肌肉劳损和姿势不良等问题。在脊柱侧弯运动疗法中，拉伸运动主要针对腰部、背部和髋部的肌肉进行拉伸，以改善肌肉的柔韧性和血液循环，缓解脊柱周围的肌肉紧张和疼痛。在完成拉伸训练时，应根据患者自身柔韧程度、脊柱健康问题的严重程度并遵从专业人员建议，进行个性化调整，不强求完成动作，只需达到有效拉伸的目的即可。

### （一）颈部拉伸

身体自然放松站立或坐立，双肩下沉。左手举过头顶，左臂屈肘使左手靠近右耳，施加一定向左、向下的力量使左耳靠近左侧肩膀，避免出现右侧耸肩（图 7-15）。在拉伸过程中，需保持躯干不动以及双眼目视前方。在感受到颈部肌肉处于拉伸状态时，保持 30 秒，交换方向重复以上动作。左右各重复 2 次。此动作可使肩颈部位的紧张肌肉得到拉伸放松，有效缓解颈部疼痛和疲劳。

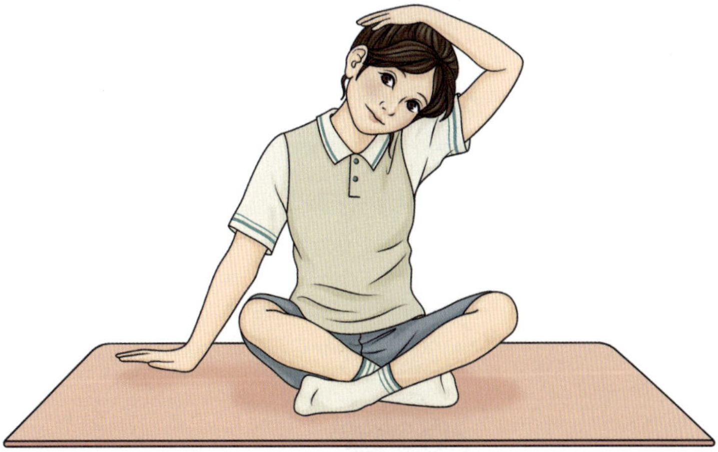

图 7-15 颈部拉伸

### （二）坐姿侧向拉伸

双腿自然盘坐，坐骨贴近垫面，双手侧平举，吸气时脊柱延展，呼气时身体向右侧弯曲，右手轻触垫面，左手臂上举并紧贴耳朵后侧，眼睛透过左侧腋窝看向天花板，在感受左侧躯干处于拉伸状态时，保持 30 秒，回到双手侧平举（图 7-16）。交换方向重复以上动作。左右各重复 2 次。坐姿侧向拉伸能够拉伸侧腰和背部肌肉，增加肌肉柔韧性，有效预防和减轻因久坐、不良姿势等引起的肌肉紧张和疼痛。同时还可以改善脊柱的侧向弯曲和旋转功能，增强脊柱的稳定性，提高身体的平衡能力和协调性。

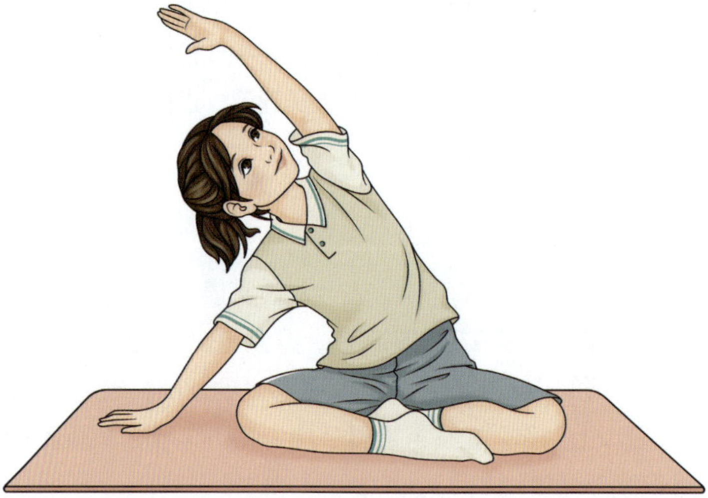

图 7-16　坐姿侧向拉伸

## （三）坐姿脊柱拉伸

身体放松坐于垫面，腿部伸直与肩同宽，足部呈绷直状态，背部直立，双肩放松，双手向前。吸气时脊柱伸展，呼气时从颈椎开始逐节向下屈曲并使身体逐步靠近大腿，在腰背舒展位置保持 30 秒，回到背部直立位（图 7-17）。重复 2 次。坐姿脊柱拉伸能够有效拉伸脊柱及周围肌肉，提升脊柱的灵活性和稳定性，有助于预防和缓解腰痛。同时还能促进腹部器官的按摩，增强消化和排泄功能。

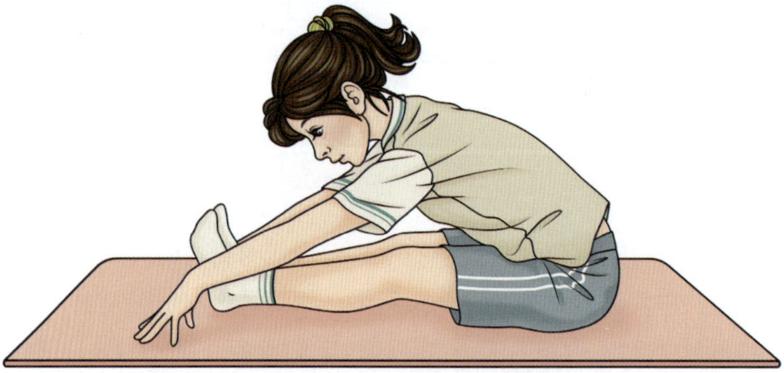

图 7-17　坐姿脊柱拉伸

## （四）下背部拉伸

身体放松仰卧于垫面上，头部保持中立位并紧贴垫面，两手臂伸直，双手放于身体两侧，双脚并拢，膝屈曲，脚掌平放在垫面上。双膝慢慢靠近胸部，双手置于膝关节上并辅助拉伸。在拉伸过程中，背部及腰部需紧贴垫面。在腰背舒展位置保持 30 秒，回到放松仰卧位（图 7-18）。重复 2 次。下背部拉伸有助于深度拉伸腰部后侧和背部的紧张肌肉，缓解姿势性疼痛，同时还能促进脊柱周围血液循环，维护脊柱健康。

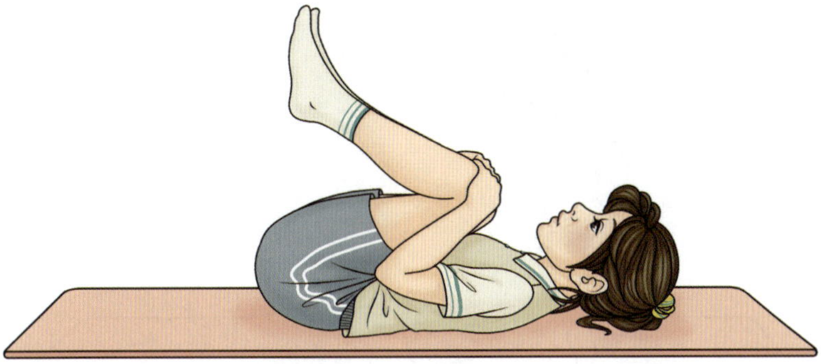

图 7-18　下背部拉伸

## （五）仰卧腹背扭转拉伸

身体放松仰卧于垫面上，头部保持中立位并紧贴垫面，两手臂伸直，双手放于身体两侧，双腿自然分开。左腿屈膝，左膝内侧放于右大腿外侧地面上，右手辅助放于左膝外侧；左手掌心向下，侧平举放于地面，眼睛看向左肩延长线，静态保持 30 秒，回到放松仰卧位（图 7-19）。交换方向重复以上动作。左右各重复 2 次。仰卧腹背扭转拉伸能够深度拉伸腹侧肌肉与臀部肌肉，有效促进脊柱放松及周围血液循环，帮助恢复脊柱的自然生理弯曲。

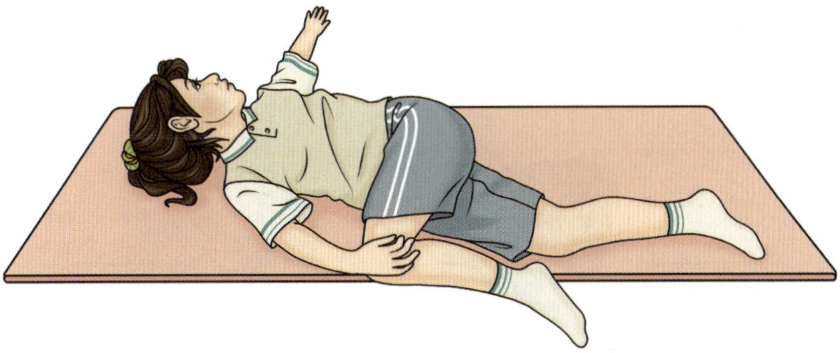

图 7-19　仰卧腹背扭转拉伸

## （六）眼镜蛇拉伸

身体呈俯卧位，双脚并拢，两腿伸直，足背贴于垫面。指尖向前，双手将躯干撑起，双眼目视前方。双肩下沉，后背发力。下腹部贴紧垫面。感受躯干前侧处于拉伸状态，保持 30 秒后回到俯卧位（图 7-20）。重复 2 次。眼镜蛇拉伸能够拉伸腰前侧肌肉，舒展上肢紧张肌肉，帮助恢复脊柱的自然生理弯曲。这一动作还能刺激腹部的器官，改善消化吸收功能。

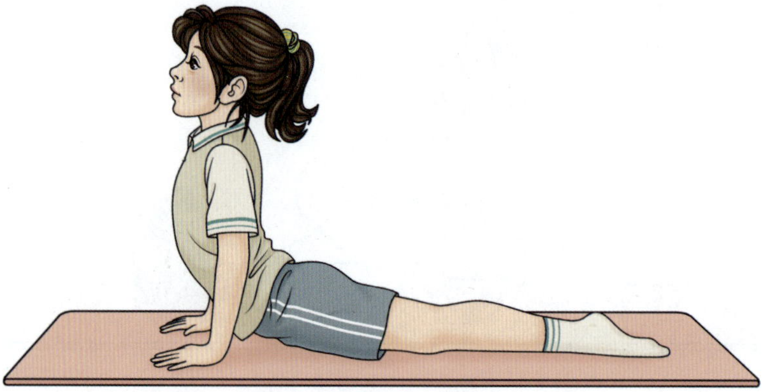

图 7-20　眼镜蛇拉伸

## （七）跪姿脊柱拉伸

双膝跪坐在垫面上，背部直立，双肩下沉放松，臀部紧贴足跟。双手举过头顶，躯干向前屈曲，腹部贴向大腿，两臂自然前伸，额头触碰地面，吸气时脊柱拉长准备，呼气时从颈椎开始逐节向下屈曲并使身体逐步靠近大腿，在腰背舒展位置保持 30 秒，回到背部直立位（图 7-21）。重复 2 次。跪姿脊柱拉伸能够有效拉伸腰部和背部肌肉，使长期处于僵硬状态的肌肉得到放松，同时可以改善消化吸收功能。

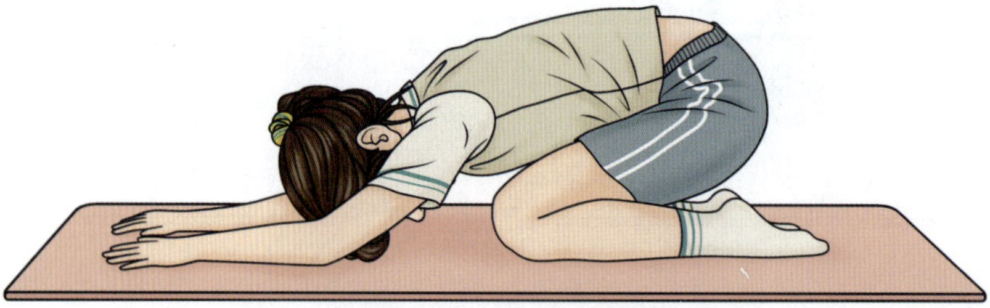

图 7-21　跪姿脊柱拉伸

## 三、呼吸练习

由于脊柱疾病可能导致胸腔容积变化，影响呼吸功能，正确的呼吸练习不仅可以帮助患者调整呼吸方式，改善呼吸功能，缓解胸闷、气短等症状，还能够帮助患者更好地应对疼痛，促进脊柱的稳定和恢复。常见的呼吸练习包括腹式呼吸练习、胸式呼吸练习、抗阻呼吸练习等。

### （一）腹式呼吸练习

腹式呼吸是一种通过加深腹部肌肉的运动来增加肺活量的呼吸方式。患者取仰卧位或坐位，保持身体放松，将一只手放在腹部，方便感受腹部肌肉的运动。通过鼻缓慢吸气，使腹部肌肉向外扩张，感受到腹部隆起。缓慢呼气，使腹部肌肉向内收缩，感受到腹部下沉。重复进行腹式呼吸，每次持续 3～5 分钟，逐渐增加练习时间。

### （二）胸式呼吸练习

胸式呼吸是通过加深胸部肌肉的运动来增加肺活量的呼吸方式。患者取仰卧位或坐位，保持身体放松，将一只手放在胸部，方便感受胸部肌肉的运动。通过鼻缓慢吸气，使胸部肌肉向外扩张，感受到胸部隆起。缓慢呼气，使胸部肌肉向内收缩，感受到胸部下沉。重复进行胸式呼吸，每次持续 3～5 分钟，逐渐增加练习时间。

### （三）抗阻呼吸练习

在腹式呼吸或胸式呼吸的基础上，使用气球或呼吸训练器施以一定阻力进行呼吸训练。抗阻呼吸练习可以增强膈肌和肋间肌等呼吸肌的力量和耐力，有助于改善呼吸功能，增加肺活量，有效缓解呼吸困难等问题，使呼吸更加顺畅和深入。同时抗阻呼吸练习还可以提高核心肌群的力量，为脊柱提供稳定的支撑。

# 第八章 运动与脊柱健康

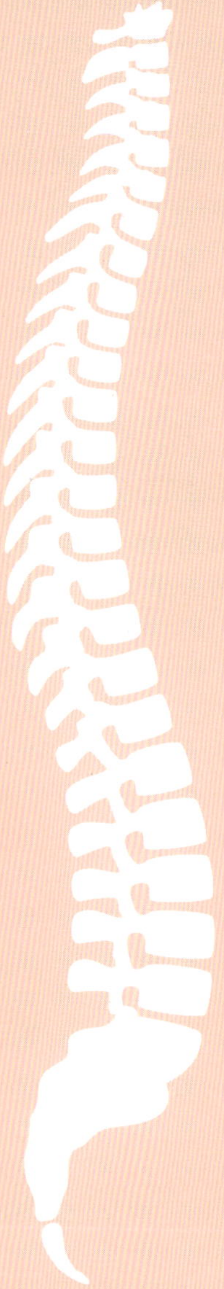

随着现代生活方式的变化和生活条件的改善，青少年的户外活动时间显著减少，活动形式也发生了显著改变。繁重的学习任务给儿童和青少年的脊柱健康带来了巨大的压力和挑战。在日常生活和学习过程中，青少年很难时刻保持腰背挺直，导致身体处于脊柱后凸，即轻微驼背的状态。随着年级的升高和学习压力的增加，这种体态问题变得更加普遍和严重。

在这种状态下，脊柱的相关肌群始终处于紧张状态，而维持身体直立姿势所必需的颈椎、胸椎和腰椎的肌肉尤为关键。这些肌肉通常位于深层，附着于脊椎骨上，即使在日常活动如刷牙和洗脸时，它们仍在默默“工作”，以维持脊柱的正常姿势。

青少年拥有健康强壮的颈部、胸部和腰背部肌肉，不仅是维持正常脊柱体态的基础，也是预防脊柱健康问题的关键因素。为了保持青少年的脊柱健康，定期的体育锻炼和科学运动是必不可少的。青少年可以根据时间和地点的不同，选择适宜的运动方式，以更好地维护脊柱健康。

# 第一节 有益于脊柱健康的运动

如果青少年的脊柱长期超过正常承受范围的负荷，就有可能出现各种脊柱健康问题。通过科学、合理地练习有益于脊柱健康的运动，可以增强脊柱周围肌肉的力量和柔韧性，从而起到预防脊柱疾病的作用。

## 一、脊柱健康操

### （一）热身运动

热身是我们参与运动前重要的一部分，然而很多学生和家长并不重视热身运动。我们在运动之前进行热身，目的就是给身体一个信号，充分调动我们身体的各种机能，准备进入运动状态。积极有效的热身可以使心血管系统、呼吸系统、骨骼肌肉系统、消化系统等协调配合，使我们能够完成运动。以下是常用的热身动作。

1. 颈部伸展

双手放在腰间，慢慢将头向左、右、前、后倾斜，每个方向保持 10 秒。这个动作可以帮助我们放松颈部肌肉（图 8-1）。

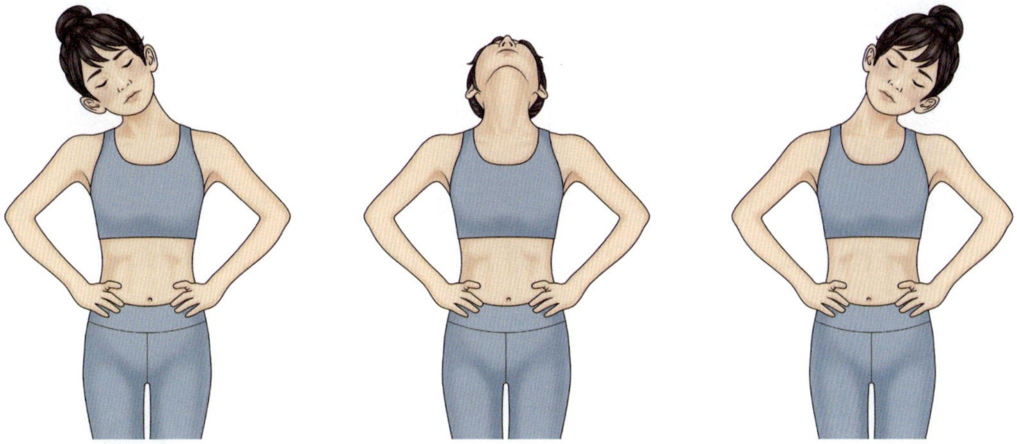

图 8-1　颈部伸展

2. 腰部扭转

双手放在腰间，慢慢向左、右扭转腰部，每个方向保持 10 秒。这个动作可以帮助我们放松腰部肌肉。

3. 背部伸展

双手放在腰间，向上、向后伸展，保持 10 秒。这个动作可以帮助我们放松背部肌肉。

4. 弓步转体

弓步下蹲，保持下肢稳定，向左侧和右侧充分转体，两侧交替进行，每侧重复5~8次。

5. 小腿肌肉牵伸

向前迈出一小步，前腿膝关节伸直，脚跟着地，后腿微屈，向下弯腰，伸手触够脚尖，感受小腿后侧有牵拉感，两侧交替进行，每侧重复 5~8 次。

6. 燕式平衡

单腿站立，另一条腿后举，上半身前倾，双臂向两侧平举，尽量保持整个躯干呈一条直线平行于地面，两侧交替进行，每侧重复 5~8 次。

除了上述动作，还可以做一些如原地踏步、慢跑、跳绳等活动量逐渐增加的热身运动，以提高神经系统的兴奋性，使人体各种机能动员起来，进入运动状态。

## （二）主体运动

在充分热身之后，可以进行适合青少年脊柱特点的健身操练习。通过脊柱各节段的活动，增强肌肉力量，有助于矫正青少年异常的脊柱姿势，恢复正常的体态，并保持脊柱的健康状态。

本体感觉是指肌肉骨骼的感觉系统，在闭眼状态下，它能为我们提供肢体位置、头部位置等空间信息，从而防止身体倾倒。研究表明，动态动作对改善本体感觉的效果优于静态动作。因此，脊柱健康操中的大多数动作都是动态的，这不仅有助于增强相关肌群的力量，还能促进本体感觉的恢复。

脊柱健康操针对青少年长期静坐、活动量少的特点，在广播体操的基础上重点加强脊柱锻炼，并强调在运动过程中牢记动作要领和保持正确的姿势，以最大化脊柱健康操的锻炼效果。

1. 呼吸纠正训练（图 8-2）

双脚分开与肩同宽，保证耳屏、肩峰、髂前上棘、外踝尖处于同一垂直投影线上。同时，一只手放置于胸廓、另一只手放置于腰间，深呼吸 5 次。每次呼吸时要求双手能够感受到胸和腰的起伏。

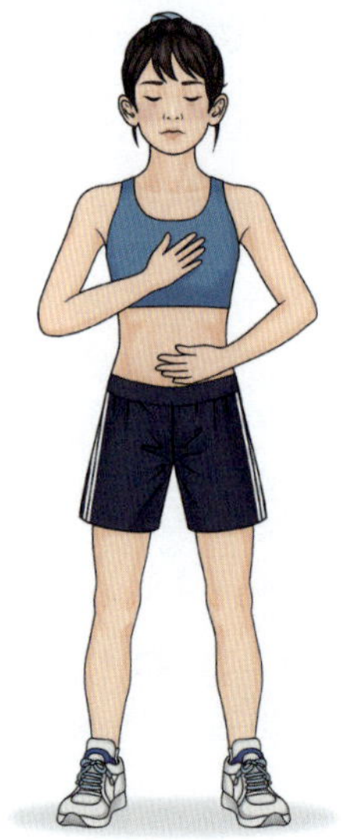

图 8-2　呼吸纠正训练

2. 颈椎运动疗法

（1）静态抗阻运动（图 8-3）：上身直立，头略后仰，立位或坐位均可，双手交叉放在枕后（即“后脑勺”），用力向后仰头，同时双手用力抵住枕部使头不能后仰，即头和双手对抗。此时你会感觉到颈部后方的大块肌肉在持续收缩用力，但是颈部却因为双手的对抗动作没有活动，这种状态医学上称为肌肉的“抗阻等长收缩”。这是迅速增强肌肉力量的最好方式。一般每天锻炼 4 组，每组对抗 20 次，每次持续对抗 5～10 秒。

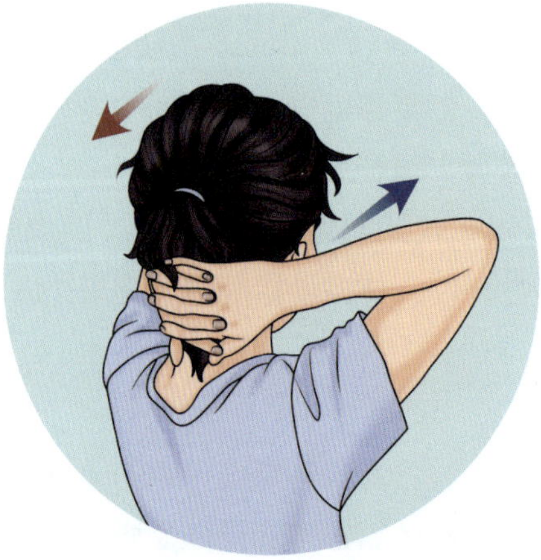

图 8-3　静态抗阻运动

（2）动态运动：主要是颈椎后仰，侧方及颈部旋转运动。

①提肩缩颈：双肩徐徐提起，并向下缩颈，同时吸气，以意领气下沉，然后双肩徐徐放下，头颈也自然伸直，同时缓缓呼气，还原至中立位。如此反复做 6～9 次。

②与项争力：头项徐徐向上提伸，两肩徐徐下沉，同时缓缓吸气，护胸，使气积于胸中，然后头、肩、胸还原至中立位，同时缓缓呼气。如此反复做 6～9 次。

③前俯后仰：吸气时颈部尽量前屈，使下颌接近胸骨缘，呼气时头颈还原至中立位；再吸气时颈部后伸至最大限度，呼气时头颈还原至中立位，腰背部不动。如此反复做 6～9 次。

④颈项侧屈：吸气时头向左侧侧弯，呼气时头部还原至中立位；再吸气时头向右侧侧弯，呼气时头部还原至中立位，两肩保持平行不动。如此反复做 6～9 次。

⑤左顾右盼：吸气时头颈向右后转，眼看右后方，呼气时头颈还原至中立位；吸气时头颈再向左后转，眼看左后方，呼气时头颈还原至中立位，两肩不要前后摆动。如此反复做 6～9 次。

3. 胸椎运动疗法

（1）挺胸弓背法：身体站立，双臂屈肘握拳，放于胸前。先挺胸吸气，双肩外展向后，双拳距离拉开；再弓背呼气，收胸双肩向前，两拳距离缩短。如此反复缓慢进行 10 余次。

（2）左旋右转法：身体站立，双腿分开，双手叉腰，向左右两侧旋转上身。先向左旋，至头胸转向左侧，收回至中立位后，再向右转，至头胸转向右侧。如此反复进行，各10余次。

（3）左右侧屈法：身体站立，双腿分开，双手叉腰，向左右两侧侧屈。先向左侧屈，配合呼气，回至中立位，配合吸气；再向右侧屈，配合呼气，回至中立位，配合吸气。如此左右反复进行 10 余次。

（4）前俯后仰法：身体站立，双腿分开，双手叉腰。先向前弯腰，尽力弯腰至 90°以下，配合呼气，收回至中立位，配合吸气。再向后仰，以尽力为度，配合呼气，收回至中立位，配合吸气。如此前俯后仰反复各 10 余次。

（5）旋转腰胯法：身体站立，双腿分开，双手叉腰。先做腰胯的顺时针旋转 10 余圈，再做腰胯的逆时针方向旋转 10 余圈。各 3～5 次。

（6）弹力带肩胛骨上回旋：保持正确站立位体姿，双脚固定弹力带，肩关节外旋，双臂侧平举至头上，双手触碰后，缓慢有控制地将双手放下，连续做 15 次。

4. 腰骶椎运动疗法

（1）“拱桥式”运动（五点支撑）：仰卧位，肘尖、脚跟、后头部着力，腰部、腹部向上拱起，坚持 5～10 秒，反复进行 10 余次（图 8-4）。

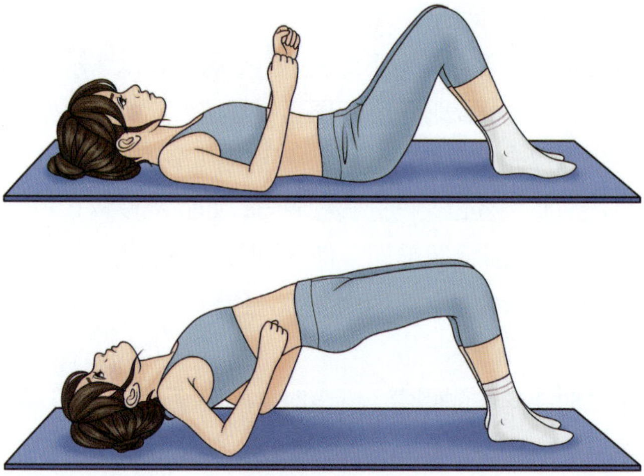

图 8-4　五点支撑

（2）瑞士球腹桥：双肘撑于瑞士球上，膝支撑或手支撑（视个人情况而定），进行核心稳定肌群的力量训练，激活核心深层肌肉。

（3）背桥：仰卧于地面，双脚支撑于瑞士球上，双脚脚尖指向天花板，双手抱于胸前（根据受试者能力也可打开支撑于地面）。臀部和下背部发力，保持身体呈斜线。每次 30 秒，完成 2 次。锻炼下背部肌群、深层稳定肌、臀肌。

（4）俯卧挺身：胸部俯卧于瑞士球上，双脚分开与肩同宽并尽可能保持稳定，双手呈 V 字形伸展，与躯干同时尽力向上伸展。30 秒为 1 组，每次完成 2 组。锻炼背侧肌肉链、斜方肌、竖脊肌以及多裂肌。

（5）“小燕飞”运动：头和胸部抬起，双腿抬起。抬起后坚持 5 秒，然后放松 5 秒，算 1 次（图 8-5）。循序渐进，要求每天做 60 次，坚持 6 个月以上。要点：首先“小燕飞”不是练习形体，只要稍微离开床面、腰部使上劲即可（胸部、腿部抬起 1～2 厘米即可；峡部裂滑椎患者切忌过度抬高，否则将导致病情加重）；其次是一下一下地完成，而不是长时间挺住。

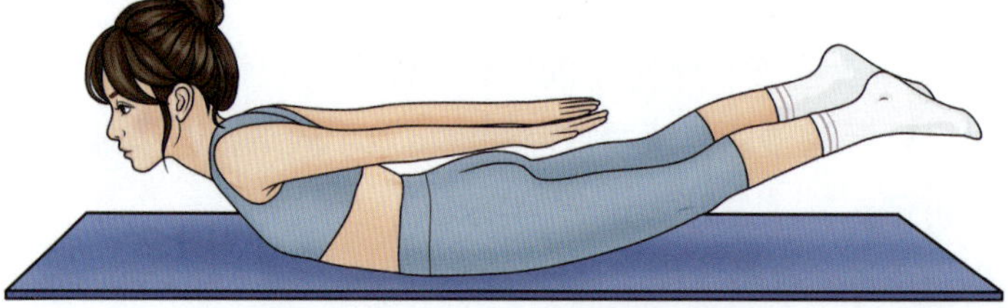

图 8-5　小燕飞

（6）仰卧位锻炼：仰卧于床上，可选择性做双膝屈曲、仰抬骨盆、抱膝触胸、直腿抬高等动作。每种方法反复 10 次。

（7）侧卧位抬腿锻炼：侧卧位，一侧腿在下膝微屈，另一侧腿在上伸直抬起，然后慢慢放下，双侧交替，反复 10 次。

（8）压腿锻炼：坐在床上，一侧膝微屈，另一侧下肢伸直，躯干前倾压向伸直的下肢，然后交换下肢，左右交替进行各 10 次。

（9）倒退行走锻炼：选择平整道路，腰部放松，做倒退行走锻炼，行走距离应根据体能循序渐进。倒退时应注意身后障碍物。

（10）骨盆活动度训练：坐于瑞士球上，双手放于髂前上棘处，进行骨盆前倾和后倾训练，总计进行 15 次前、后倾动作。有助于恢复骨盆正常活动度，进而恢复骨盆功能和提高腰椎活动能力。

## （三）整理运动

在运动结束后，尤其是剧烈运动后不要马上坐下来休息，这是因为在运动过程中肌肉毛细血管大量扩张，肌肉高度紧张，如果运动后立即休息不动，原来流进肌肉的大量血液就不能通过肌肉收缩流回心脏；此外，还容易产生肌肉僵硬，使有害物质不能迅速排出体外，疲劳久久不易消除。这个时候应该通过肌肉韧带拉伸、呼吸调节、按摩等科学合理的整理放松方法，使人从运动到停止运动有一个缓冲与调整的过程，从而使紧张的肌肉得到放松，帮助我们身体恢复、减轻疲劳感。

有效的恢复与整理运动，先是进行科学的低强度有氧运动，同时通过深呼吸调节呼吸节奏，让自己的心率缓慢降到安静时的水平。肌肉牵伸是运动后身体维护必不可少的一项内容，它可以加速肌肉组织的恢复，松解肌肉，促进局部血液循环，减少运动过程中乳酸堆积和肌肉内部结构的细微损伤带来的酸痛感。如果长期运动后不进行整理与恢复，会导致参与运动的肌肉一直处于紧张挛缩状态，导致慢性运动损伤。

1. 猫式牵伸

四点跪于垫上（双手和双膝支撑于地面），反复做塌腰弓背的动作（图 8-6）。从颈椎到腰椎，感受脊椎逐节产生运动，反复进行 5 次。

2. 瑞士球胸肌牵伸

四点跪于垫上，单手撑于瑞士球上，前臂和上臂保持 90°。持续向下用力，对胸部肌肉进行牵伸。每侧进行 2 组，每组进行 30 秒。

3. 运动结束后也可以进行如下几个简单的动作进行整理放松

（1）大腿后侧肌肉牵伸。以牵伸左腿后侧肌肉为例：坐位，左腿伸直，脚尖勾起，

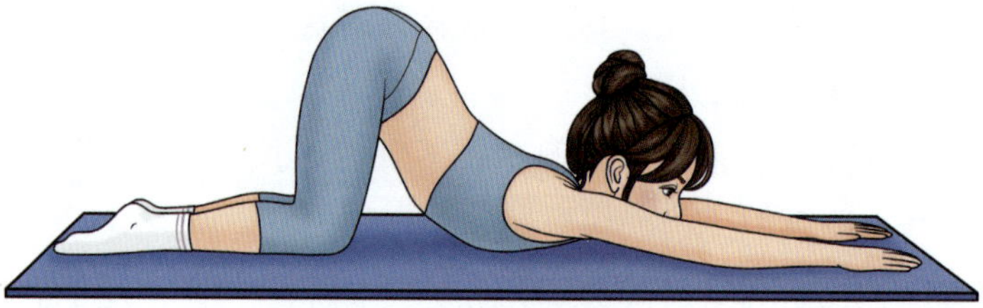

图 8-6　猫式牵伸

右腿屈膝，保持背部挺直不要弓起，目视前方，双手尽量前伸握住左脚，腹部尽量靠近大腿，感受左腿后侧有牵拉感，在最大幅度处保持 30 秒。

（2）大腿前侧肌肉牵伸。以牵伸右腿前侧肌肉为例：侧躺，左腿在下，伸直，与躯干保持一条直线，右腿屈膝向后伸展，右手从身体后方握住右脚脚踝，使右脚尽量贴近右腿后侧，感受右腿前侧有牵拉感，在最大幅度处保持 30 秒。

（3）腹肌牵伸。下肢贴紧地面，双手撑起身体，挺胸，下颌上扬，感受腹部有牵拉感，在最大幅度处保持 30 秒。

（4）背肌牵伸。臀部紧贴脚跟，腹部紧贴大腿，手臂放松尽量向前伸展，肩部下压，背部放松，使背部有牵拉感，在最大幅度处保持 30 秒。

（5）内收肌牵伸。坐位，脚掌并拢，脚跟尽可能靠近髋部，向前俯身，双手用力将大腿下压，感受大腿内侧有牵拉感，在最大幅度处保持 30 秒。

（6）臀部肌肉牵伸。以牵伸右侧臀部肌肉为例：坐位，左腿伸直放松，右腿屈膝跨过左腿，左肘关节向左用力推右膝，感受右臀外侧有牵拉感，在最大幅度处保持 30 秒。

（7）前臂肌肉牵伸。以牵伸右前臂肌肉为例：右手伸直，指尖朝下，左手握住右手四指，朝躯干方向用力，在最大幅度处保持 30 秒。

## 二、圆肩、驼背的纠正

造成青少年圆肩、驼背的主要原因是长时间不正确的坐姿和没有形成正确的站立行走习惯。所以纠正圆肩、驼背的不良姿势，必须对症下药。解决圆肩、驼背的问题，首先需要青少年要有意识地控制自己的坐姿和站姿。其次，对胸大肌、菱形肌、斜方肌、背阔肌、三角肌进行拉伸。最后，针对背部薄弱的肌肉进行力量训练，逐渐使脊柱前后的肌肉力量达到平衡状态。下面是具体的训练方法。

## （一）松解紧张肌群张力

1. 扩胸组合（图 8-7）

动作方法：站姿准备，屈肘后伸，还原直臂后伸，然后双手直臂上举后伸，再直臂向下后伸，依次完成。

动作要领：动作连贯，后伸充分。

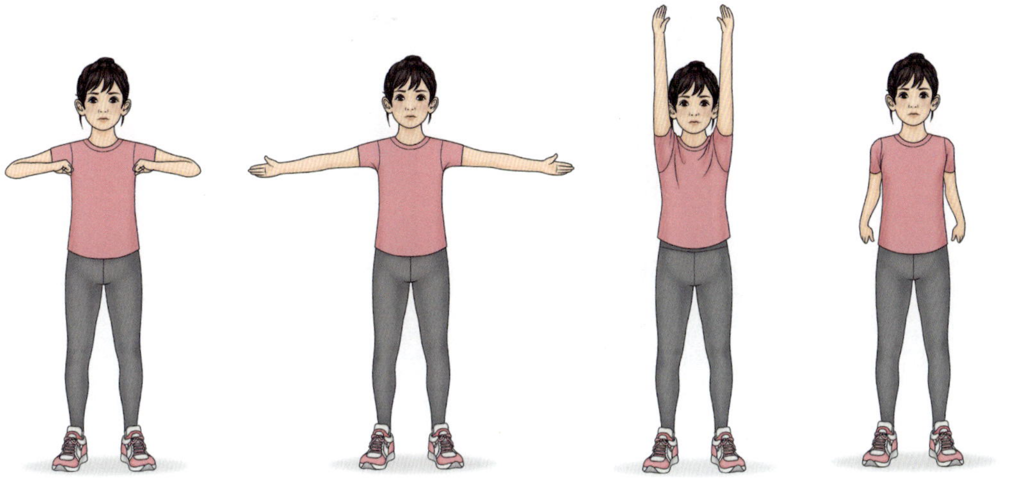

图 8-7　扩胸组合

2. 抱头展胸（图 8-8）

动作方法：基本站姿准备，双手抱头向下压，使下颌触碰胸口，拉伸颈后肌群，静止保持 3 秒，再展肘向后扩胸，静止保持 3 秒，依次完成。

动作要领：躯干保持挺直稳定，肘关节充分向后伸展。

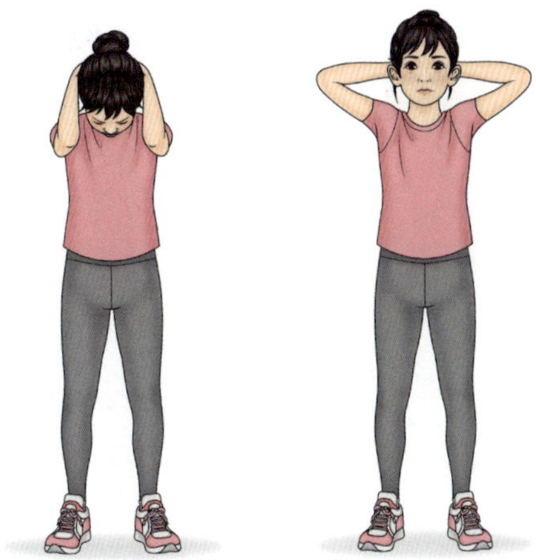

图 8-8　抱头展胸

3. 俯身开臂（图 8-9）

动作方法：基本站姿，躯干俯身前倾，双手体前交叉准备，再直臂后伸，依次重复。

动作要领：躯干挺直，直臂后伸。

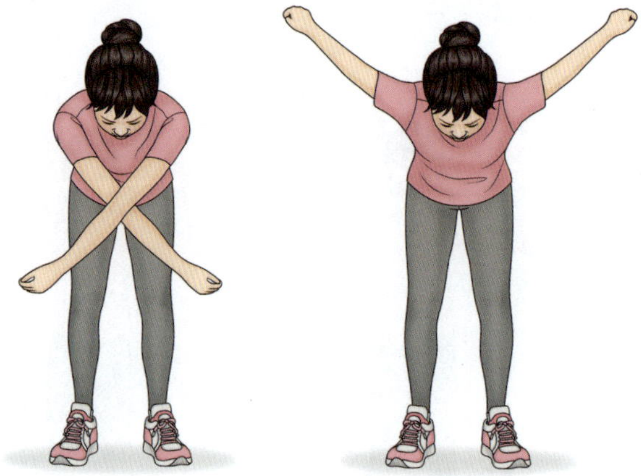

图 8-9 俯身开臂

4. 俯身振臂（图 8-10）

动作方法：基本站姿准备，躯干俯身前倾，双手直臂交替向后伸展。

动作要领：躯干挺直，交替前后振臂。

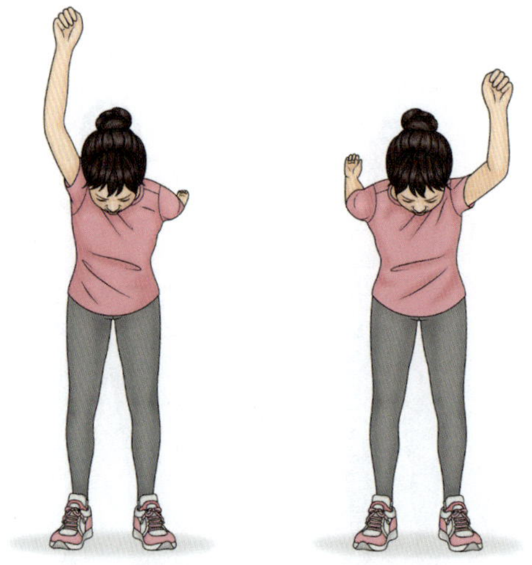

图 8-10 俯身振臂

5. 展胸转体（图 8-11）

动作方法：基本站姿准备，旋转胸椎，带动一侧手向斜上方向延伸，两侧交替进行。

动作要领：腰椎保持稳定，旋转胸椎，延长胸部肌群。

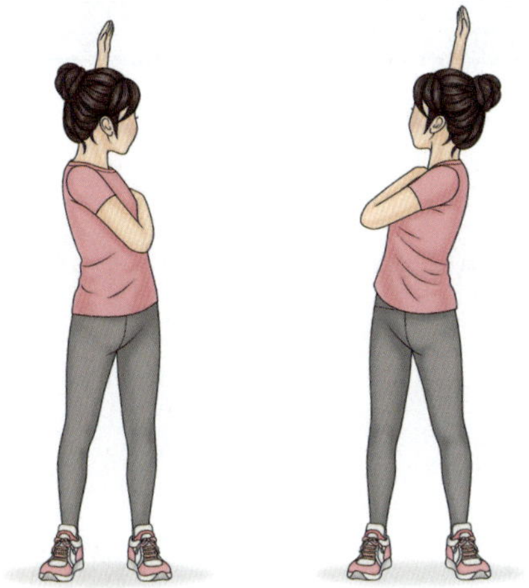

图 8-11　展胸转体

6. 坐姿后伸（图 8-12）

动作方法：坐姿准备，双手直臂撑于背后，臀部抬离地面，向脚跟方向移动。

动作要领：避免肘关节锁死，循序渐进地施加拉伸力度。

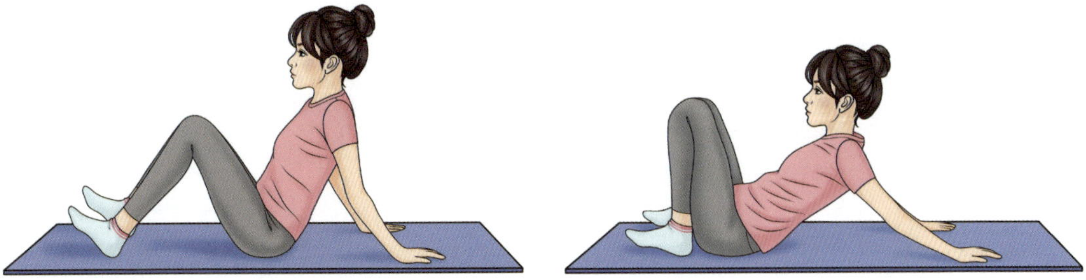

图 8-12　坐姿后伸

7. 跪姿肩胛骨松动（图 8-13）

动作方法：跪姿准备，双手支撑地面保持稳定，上抬肩胛骨。

动作要领：避免屈肘代偿，肩、肘、腕保持稳定，体会肩胛骨收缩。

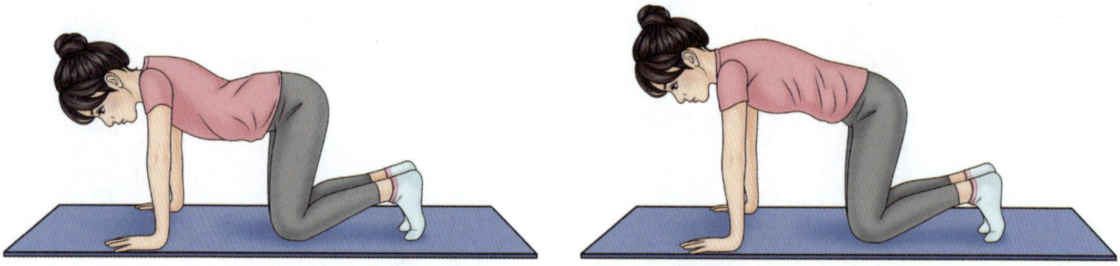

图 8-13 跪姿肩胛骨松动

8. 跪姿转体（图 8-14）

动作方法：跪姿准备，单手支撑，另侧手抱头，旋转胸椎，眼睛跟随肘关节转动，两侧交替进行。

动作要领：腰椎和骨盆保持稳定，胸椎逐渐转动。

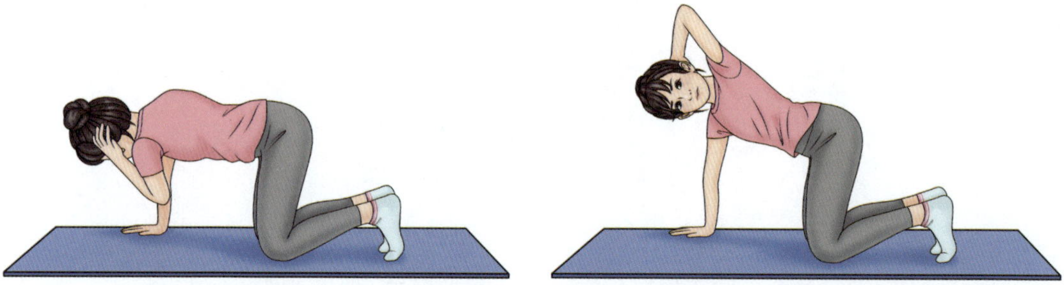

图 8-14 跪姿转体

9. 跪姿旋转（图 8-15）

动作方法：跪姿准备，单手支撑，胸椎旋转，带动另侧手臂指向天花板，再旋转手臂触碰对侧膝关节，两侧交替进行。

动作要领：骨盆保持稳定，眼睛跟随手臂移动。

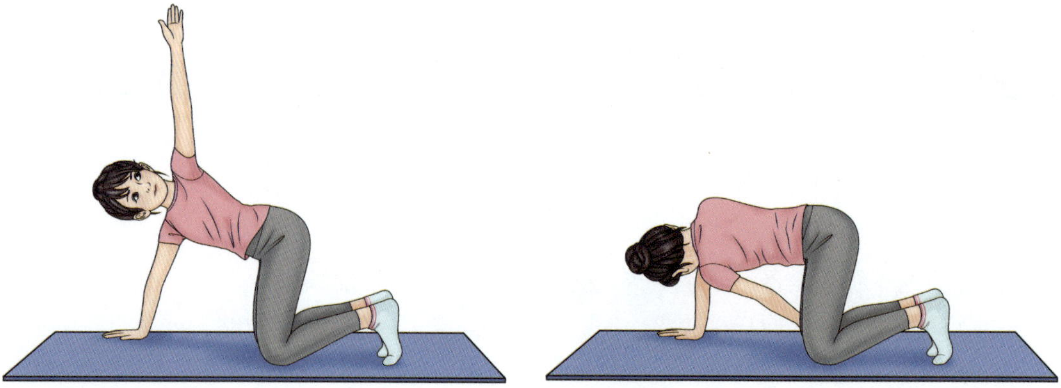

图 8-15 跪姿旋转

10. 跪姿下压（图 8-16）

动作方法：跪姿准备，双手放于瑞士球上方充分向前延伸，臀部后移，躯干循序渐进地向下压。

动作要领：降低躯干重心，增加拉伸强度。

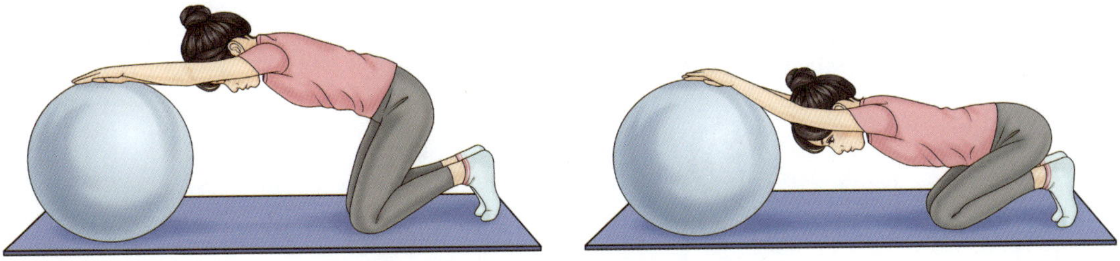

图 8-16　跪姿下压

11. 仰卧肩胛骨松动（图 8-17）

动作方法：仰卧姿势准备，双手直臂前平举，肩胛骨前伸后缩，手臂进行上下推动。

动作要领：避免屈肘代偿，肩胛骨进行运动。

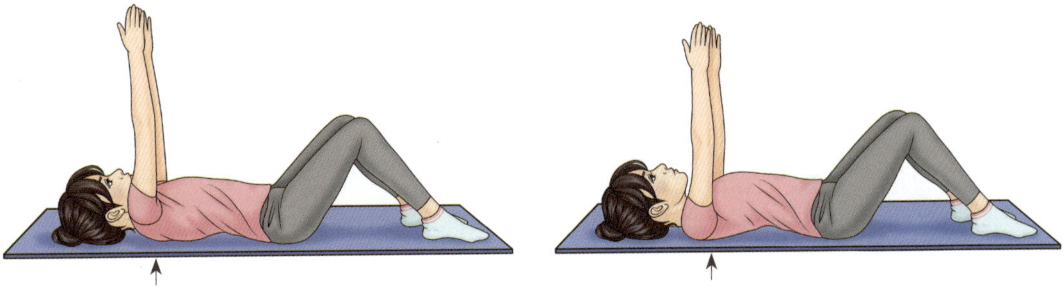

图 8-17　仰卧肩胛骨松动

12. 侧卧转体（图 8-18）

动作方法：侧卧姿势准备，下肢屈髋屈膝，双手合十，旋转胸椎，带动上方手臂向后延伸，两侧交替进行。

动作要领：骨盆和腰椎保持稳定，旋转胸椎转动手臂。

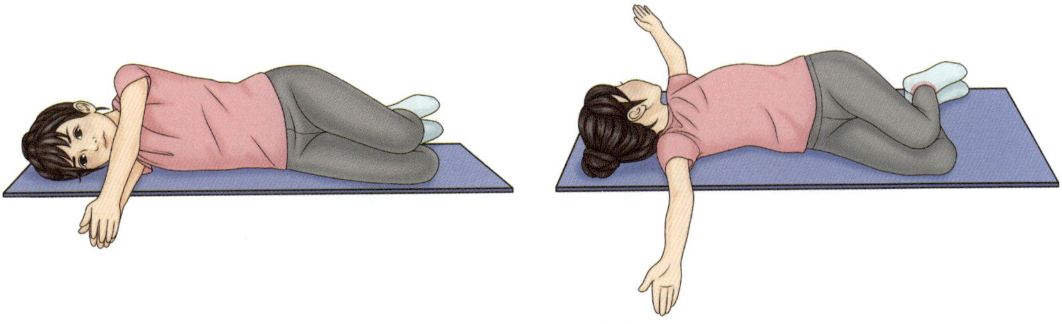

图 8-18　侧卧转体

## （二）加强薄弱肌群力量训练

1. 胸前伸弹力带（图 8-19）

动作方法：站姿准备，双手抓紧弹力带两端，斜方向拉展弹力带，肩袖肌群发力，手臂后伸，达到最大幅度时静止保持 3～5 秒，两侧交替上下。

动作要领：躯干保持稳定，避免晃动代偿。

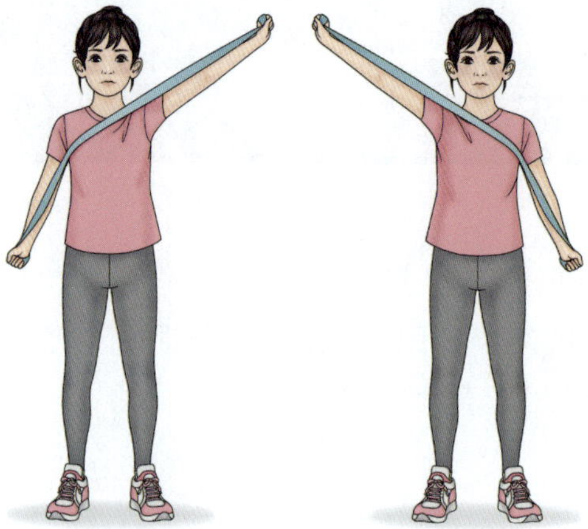

图 8-19　胸前伸弹力带

2. “招财猫”动作（图 8-20）

动作方法：站姿准备，双手屈肘 90°，上臂与地面平行，前臂与地面垂直，上臂保持不动，肩关节进行内旋和外旋运动。

动作要领：避免耸肩代偿。

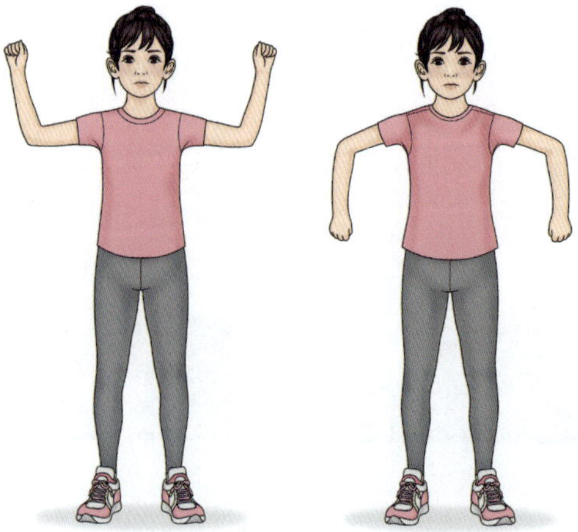

图 8-20　“招财猫”动作

3. T 字形动作（图 8-21）

动作方法：站姿准备，双脚打开同髋宽，躯干前倾，手臂外旋置于体前，菱形肌发力，手臂后伸成 T 字形。

动作要领：躯干挺直，上背部肌群发力。

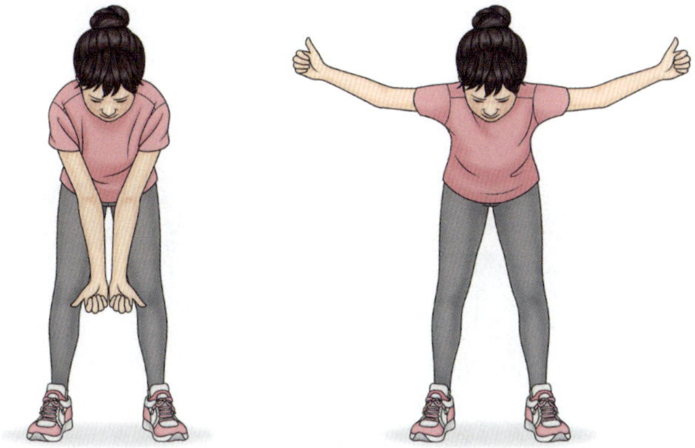

图 8-21　T 字形动作

4. Ⅰ字形动作（图 8-22）

动作方法：站姿准备，双脚打开同髋宽，躯干前倾，双手外旋置于体侧，斜方肌中下束发力，手臂外旋后伸形成Ⅰ字形。

动作要领：背部肌群发力，手臂保持外旋。

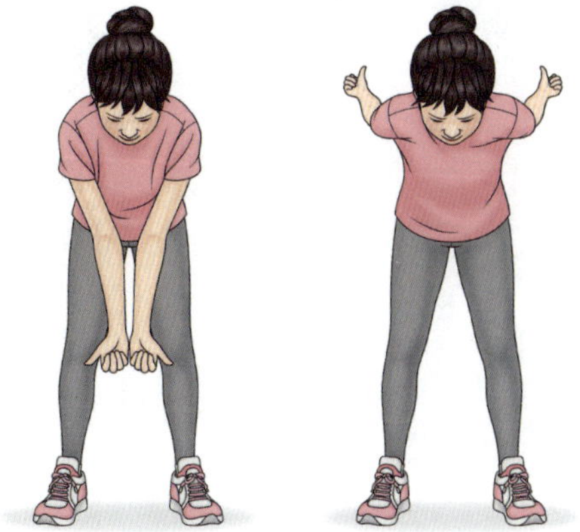

图 8-22　Ⅰ字形动作

5. 仰卧上举（图 8-23）

动作方法：仰卧于凳上，双手合十掌心相对，直臂上举，使上臂与耳朵平行，再还原手臂指向天花板。

动作要领：躯干保持稳定，前锯肌发力完成肩关节屈伸。

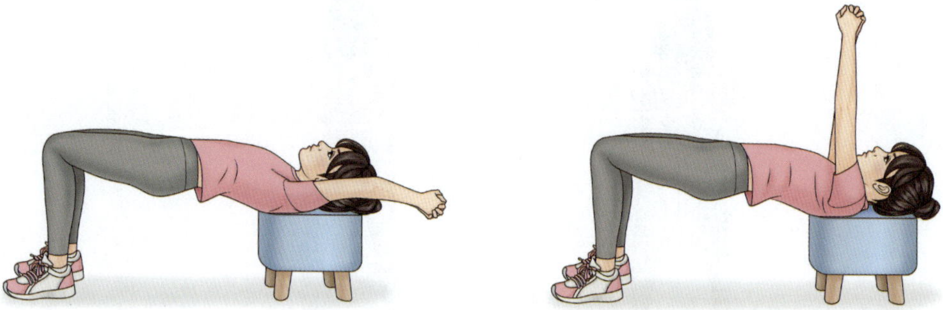

图 8-23　仰卧上举

6. 俯身单臂水平上抬（图 8-24）

动作方法：俯身准备，双脚打开同髋宽，一侧手叉腰，另一侧手握哑铃置于体侧，背部肌群发力，屈肘 90°后伸，上臂与地面平行，前臂与地面垂直。

动作要领：避免躯干发生旋转，先收缩肩胛骨，再后伸手臂。

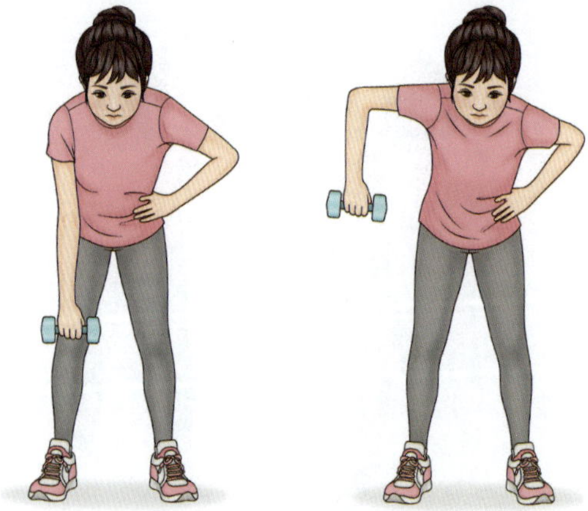

图 8-24　俯身单臂水平上抬

7．俯身双臂水平上抬（图 8-25）

动作方法：俯身准备，双脚打开同髋宽，双手握哑铃置于体侧，背部肌群发力，屈肘 90°后伸，上臂与地面平行，前臂与地面垂直。

动作要领：背部肌群主要发力，先收缩肩胛骨，再后伸手臂。

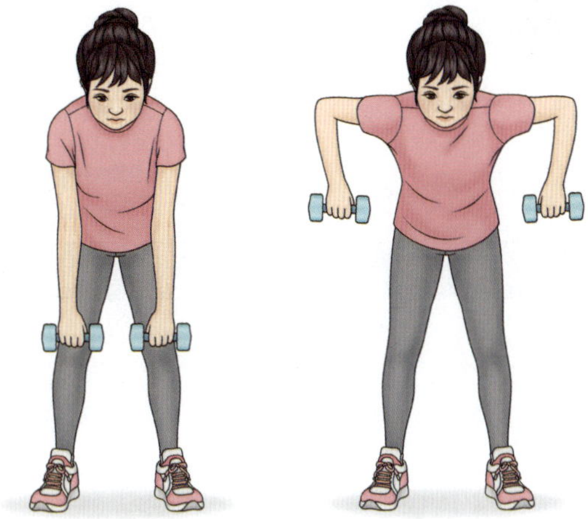

图 8-25　俯身双臂水平上抬

8．俯身直臂飞鸟（图 8-26）

动作方法：俯身准备，双脚打开同髋宽，双手握哑铃置于体侧，上背部肌群发力，双手直臂后伸。

动作要领：躯干挺直，上背部肌群发力。

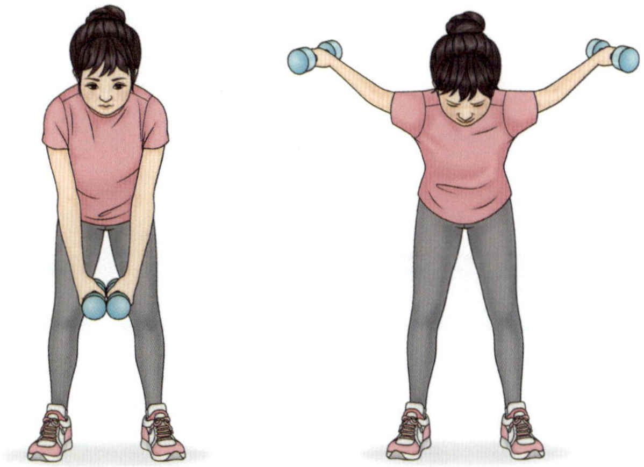

图 8-26　俯卧直臂飞鸟

9．坐姿划船（图 8-27）

动作方法：坐姿准备，躯干挺直，双手紧握弹力带，上背部肌群发力，屈肘后拉。

动作要领：菱形肌用力收缩，避免躯干后仰代偿。

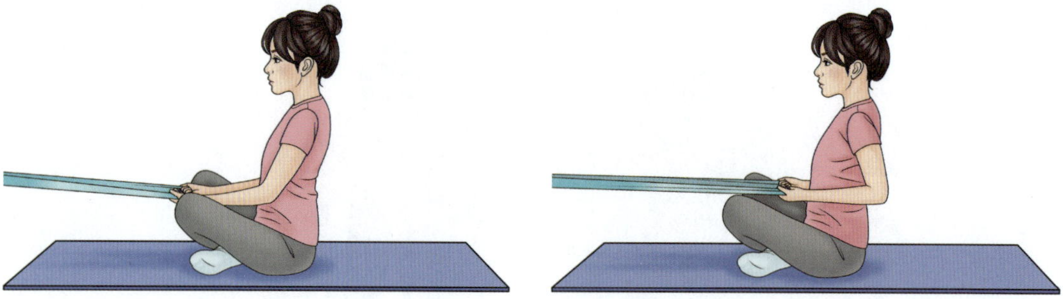

图 8-27　坐姿划船

10．坐姿单臂下拉（图 8-28）

动作方法：坐姿准备，躯干挺直，一侧手叉腰，另一侧手上举抓紧弹力带，肩胛骨下回旋发力，屈肘下拉弹力带，再缓慢还原，依次重复。

动作要领：躯干保持稳定，避免旋转倾斜。

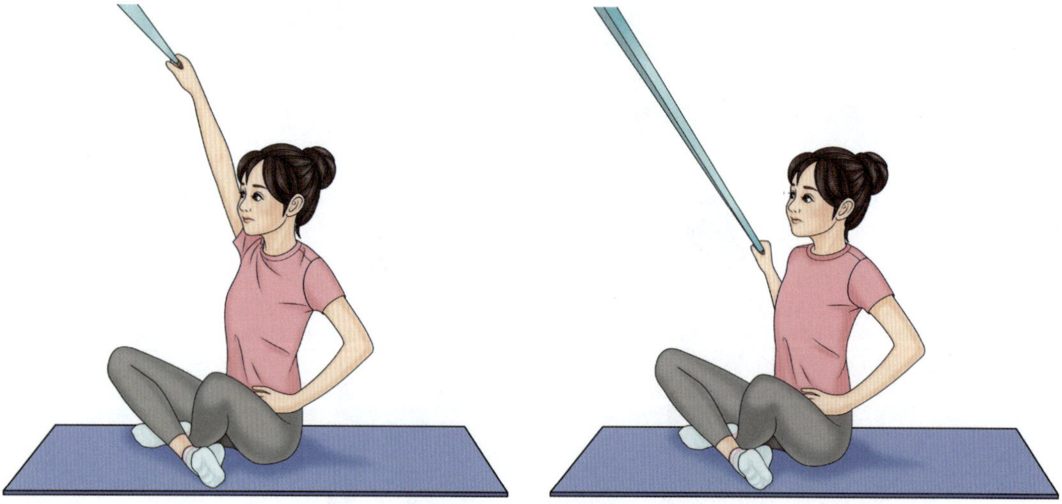

图 8-28　坐姿单臂下拉

11. 弹力带外旋（图 8-29）

动作方法：站姿准备，一侧手叉腰，另一侧手抓紧弹力带另一端，肩胛骨收缩，肩关节外旋，再缓慢还原，两侧交替进行。

动作要领：躯干保持稳定，避免旋转代偿，肩袖肌群发力。

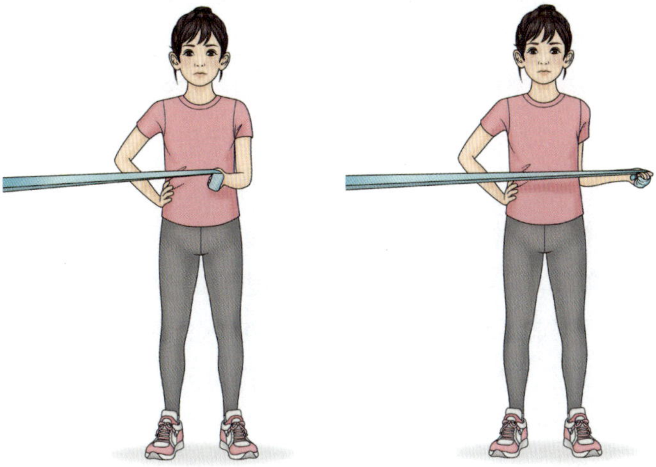

图 8-29　弹力带外旋

# 第二节　户外活动促进脊柱健康

## 一、儿童青少年户外活动现状

儿童青少年是国家之未来、民族之希望，当前，我国儿童青少年户外活动参与现状却令人担忧。随着经济发展和社会进步，儿童青少年的生活方式也相应发生了变化，身体活动不足、久坐行为等严重威胁儿童青少年健康成长。5～17 岁儿童青少年的久坐行为包括坐、躺或斜靠使用电子设备（平板电脑、手机）等，坐着阅读、写字、绘画等。

国内外越来越多的研究证据表明，定期进行户外运动能够有效促进健康，加强规律性身体活动可以促进青少年健康成长。年少时养成良好的运动习惯、掌握丰富的运动技能对成年后的生活方式也有着积极的影响。

儿童青少年的健康问题受国家方针政策、生活方式、成长环境、认知水平等多方面因素的影响。国家宏观政策是儿童青少年健康促进工作的支持与保障，也是开展儿童青少年身体活动促进工作的第一步和最重要的一步。许多部门和组织已纷纷推出身体活动促进的相关纲要或指南，开展儿童青少年的身体活动促进工作，为青少年健康成长保驾护航。

党和政府历来重视儿童青少年的健康问题，相继出台了《全民健身条例》《“健康中国 2030”规划纲要》《青少年体育活动促进计划》等一系列战略性决策文件，为中国儿童青少年身体活动促进工作提供了契机，同时为儿童青少年提供了支持性制度环境，促进其积极参与身体活动、提升身体健康水平。从我国目前出台的关于儿童青少年身体活动促进的政策文件来看，各级部门在制定相关政策制度时，都对儿童青少年的健康问题给予了高度重视。从国家到地方，从宏观到微观，儿童青少年户外身体活动促进政策网络体系正在逐步健全与完善，对儿童青少年身体活动促进工作起到了重要的保障和指导作用。

通过学校、家庭、社区、社会等不同主体协同合作，衔接身体活动促进政策从宏观指导到微观实践转变的有效载体，儿童青少年身体活动促进模式更具有全面系统性、科学指导性和实践操作性。儿童青少年身体活动促进是一项系统性的复杂工程，一方面要以一定的理论基础作为指导，从而使得实践工作更为科学有效；另一方面需要在借鉴国际经验的基础上，经过长期不断探索，围绕儿童青少年生活学习的各个场所，采取有针对性的、整体性的干预策略。

儿童青少年群体的户外活动包括在学校或校外进行的玩耍、游戏、走路、跑步、跳跃、快走、骑自行车、打篮球等体育运动或者有计划的体育锻炼、爬山、郊游等（图 8-30）。身体活动促进的目的是提升身体活动能力和水平，养成良好的生活方式；身

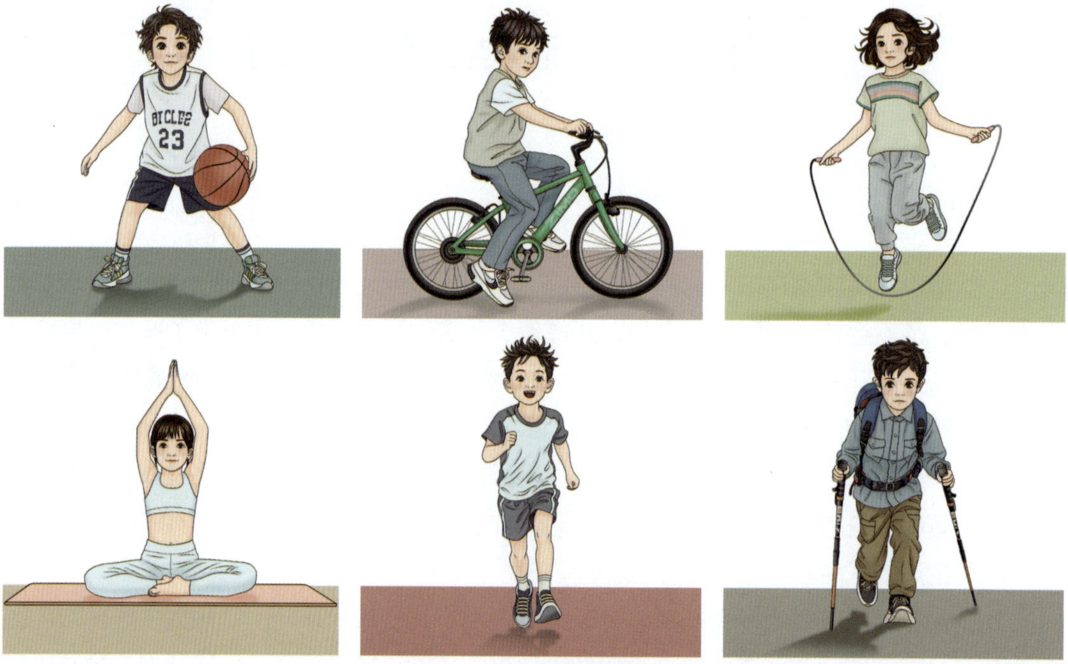


图 8-30　户外活动锻炼

体活动促进的对象不仅包括儿童青少年自身，还包括与其相关的学校、家庭、社区等环境主体。如何充分利用儿童青少年体育课堂之外的碎片化时间，将身体活动作为一种儿童青少年重要的生活方式行为，以增加学生身体活动机会和累积时间，是未来开展儿童青少年身体活动促进实践工作的重要路径。

## 二、户外活动维护脊柱健康

当前，青少年脊柱健康问题日益严重。长期的伏案学习、不良的写作姿势会使整个脊柱曲线发生改变，长此以往，脊柱就会发生一系列问题。适当的锻炼不仅可以放松身心、缓解学习压力，更重要的是强身健体，维护脊柱健康。积极参加户外身体活动，对儿童青少年有极大好处。

### （一）控制青少年体重，减少骨关节和椎间盘压力

徒步、骑自行车、登山、打球等简单的户外有氧运动有助于帮助青少年控制体重增长。进行体力活动时，身体会消耗热量，活动越激烈，燃烧的热量就越多。长期坚持户外活动，不仅会愉悦身心，缓解紧张的学习压力，而且减轻了身体各个关节的压力，运动过程中椎间盘可以很好地发挥“弹性垫”作用，缓冲震荡，保护身体。

### （二）维护青少年健康，预防各种疾病

儿童青少年的身体正处在生长发育阶段，是骨骼、肌肉功能走向成熟的关键时期，而运动是最重要的发育促进因素。户外活动使青少年身体的多个器官和系统都能得到锻炼，促进骨骼、肌肉的生长发育，提高青少年动作的协调性和灵敏度，同时也增强了青少年的体质和免疫力，增强青少年对环境的适应能力。青少年在阳光下进行运动，有预防小儿佝偻病的作用，所以户外运动对于正处在生长发育期的儿童尤为重要。

### （三）缓解青少年学习压力，增强青少年活力

户外活动不仅可以使青少年心情放松，还可以让他们沉浸在优美的自然环境之中，积累丰富的表象和感性经验，促进青少年想象力和思维等的发展。经常参加户外活动的青少年能够更好地放松身心，培养团队合作意识和社交能力。

## 三、适合青少年的户外活动项目

定期进行户外活动会对青少年的肌肉力量和柔韧性等产生积极影响，整体身体健康状况得到改善。定期进行户外活动，还可以培养青少年的健康生活习惯，将体育锻炼作为日常生活的一部分。通过为青少年制订个性化和适应性的训练计划，使青少年能够建立和保持健康的习惯，为身体健康奠定基础。此外，通过坚持在户外活动，青少年可以发现符合他们兴趣和爱好的各种运动，找到适合自己的活动方式，有助于培养对运动和健身的持久亲和力，培养终身锻炼的习惯。

户外活动项目有球类运动、单车运动、山地运动、野营活动、航空运动、军体运动等。水性不错的青少年家长可以陪伴孩子进行游泳、跳水、漂流、冲浪、滑水、潜水、水上摩托艇等项目。

### （一）球类运动

篮球、足球、网球等技能性项目，可通过特有的跑、跳、投掷等高冲击性动作产生应变和压缩力并刺激骨重塑过程，提高脊柱稳定性（图 8-31）。在儿童青少年时期加强篮球、足球、网球等增强肌肉力量、刺激骨骼发育的体育锻炼可有效预防和纠正脊柱形态改变，但同时也应当注意，运动过程中维持正确姿势和适度练习，避免因过度疲劳和技术动作不正确而造成的脊柱不适。

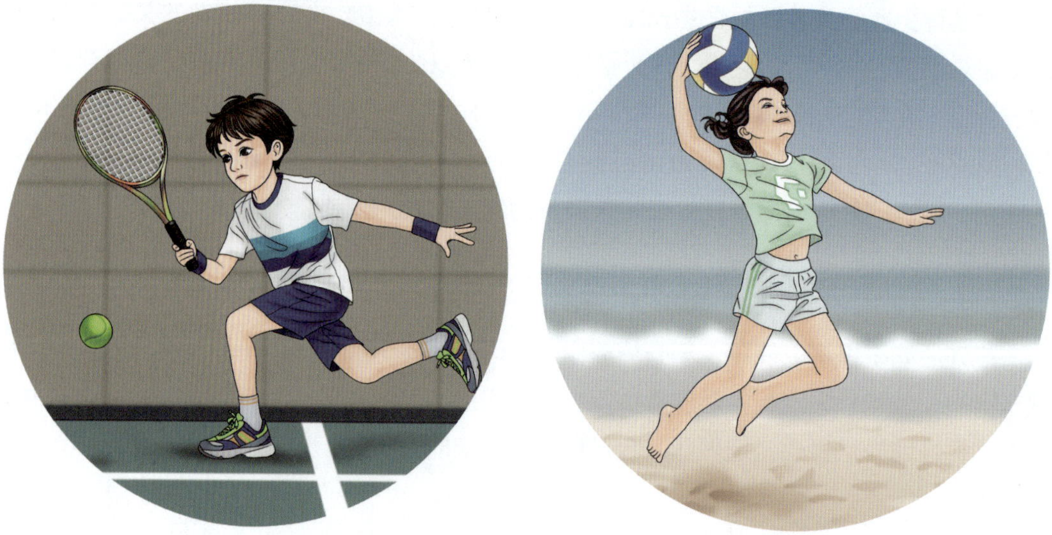

图 8-31　球类运动

## （二）游泳

游泳是一种全身性的运动，能够很好地锻炼上肢、颈项部、肩背部、腹部及下肢的肌肉，脊柱相关的肌肉力量越强，脊柱越健康（图 8-32）。水的浮力可以减轻脊柱椎间盘负荷，因此游泳是一项让人体脊柱承重负荷最小的运动。当然，能量消耗很大的有氧运动，能够减轻体重，也是有利于脊柱健康的。比如蛙泳，主要靠腰腹及腿部发力，换气时则需要肩背部用力，肩背部的肌肉也能够得到锻炼。建议每周游泳 2 次，一次 600～800 米（必须有挺腰出水的动作）。

不同青少年可能需要不同的泳姿，这要在教练的指导下选择。进行仰泳能够很好地活动全身关节，一般青少年都可以选择；自由泳能够更好地锻炼颈部肌肉和韧带，对于颈肩肌肉酸痛的青少年可以考虑；而蛙泳对腰椎的负担较小，很适合腰痛的青少年进行锻炼。

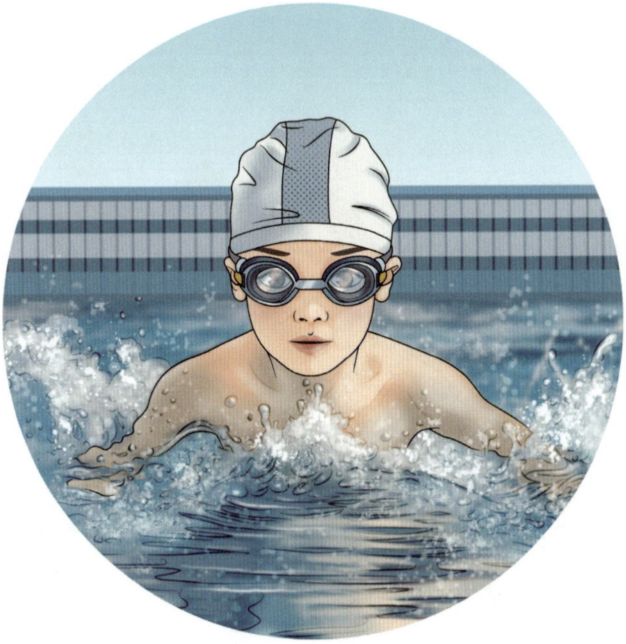

图 8-32　游泳

# 第三节 把“课间十分钟”还给学生

近几年来，如何把“课间十分钟”还给学生的话题引起广泛讨论。“课间十分钟”，是很多中小学生最开心的时光。在大家的印象当中，在课间十分钟同学追逐奔跑、打打闹闹，欢声笑语响成一片，是学生时代的美好记忆（图 8-33）。

但近些年，在不少地方的中小学校，“课间十分钟”似乎越来越安静了。中国青年报社社会调查中心联合问卷网曾对 1908 名中小学生家长进行的一项调查显示，75.2% 的受访家长称身边中小学“安静的课间十分钟”现象普遍，而且在小学中尤为突出，比例达到 77.2%，高于初中的比例（69.8%）。

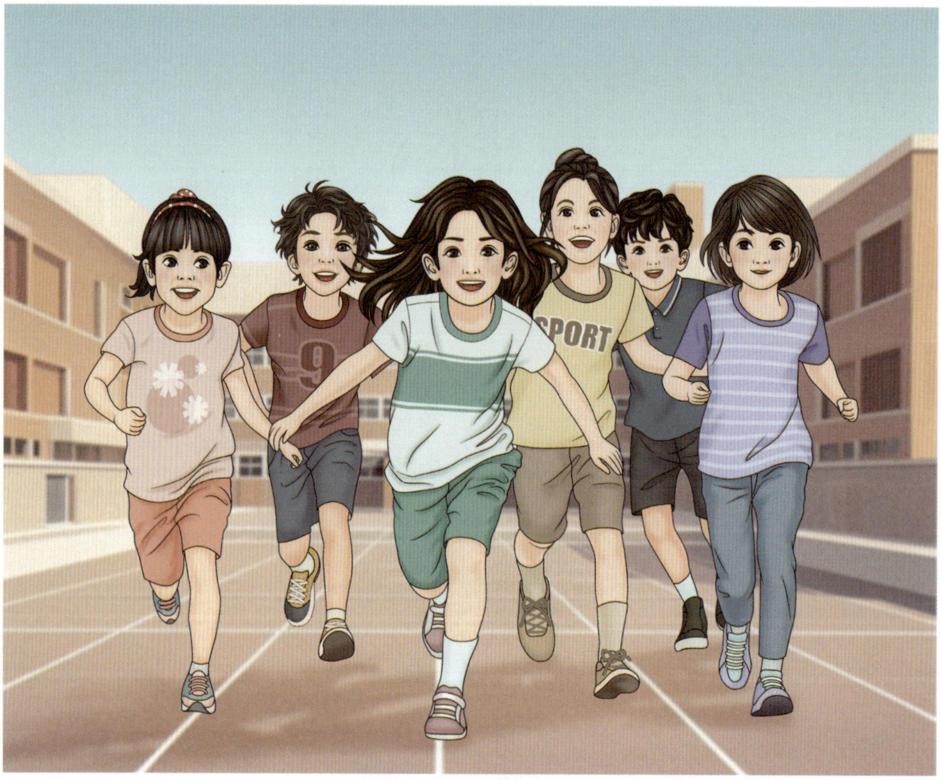


图 8-33 课间活动

教育部颁布的《未成年人学校保护规定》明确要求，学校不得设置侵犯学生人身自由的管理措施，不得对学生在课间及其他非教学时间的正当交流、游戏、出教室活动等言行自由，设置不必要的约束。对此，有学校制订了安全玩耍的“班级公约”，也有学校因地制宜打造了校内玩乐空间。

专家呼吁，要把“课间十分钟”还给学生，从学生视角考虑课间活动，让学生自主安排和选择课间活动。全国政协委员、上海市政协科技教育委员会副主任胡卫 2022 年提交了“关于多措并举切实减负，确保课间十分钟”的提案，呼吁重视课间十分钟的状况。教育部“关于进一步加强中小学生体质健康管理工作的通知”强调，着力保障学生每天校内、校外各 1 小时体育活动时间。应全面落实大课间体育活动制度，中小学校每天统一安排 30 分钟的大课间体育活动，每节课间应安排学生走出教室进行适量的活动和放松。课间休息十分钟，是青少年身心健康发展的需要，也是青少年脊柱健康的需要。

# 参考文献


1. 荣湘江，刘华，周华．体育康复学，2 版．北京：人民体育出版社，2023.
2. 张秀丽，张威，刘改成．少年儿童身体运动功能训练．北京：科学出版社，2018.
3. 国家体育总局青少年体育司，国家体育总局科学研究所．儿童青少年运动健康促进科普问答．北京：人民邮电出版社，2020.
4. 艾斯特·戈卡莱．脊柱健康书：8 步保护颈肩腰．邓旻，译．北京：北京科学技术出版社，2014.
5. 刘华，荣湘江，周华．临床康复学．北京：北京体育大学出版社，2016.
6. 孔令军．青少年脊柱健康．上海：上海科学技术出版社，2021.
7. 成泽东，董宝强．脊柱康复及技术．沈阳：辽宁科学技术出版社，2015.
8. 渡边新一郎．脊柱体操健康法．张晓燕，译．北京：中国轻工业出版社，2002.
9. 中华医学会物理医学与康复学分会．青少年特发性脊柱侧凸康复诊疗指南（2024 版）．中华医学杂志，2024，104（39）：3647-3660.
10. 刘华，荣湘江，周华．康复治疗技术．北京：北京体育大学出版社，2021.
11. 冯强，黄昀．青少年脊柱健康实用指南．北京：中国农业出版社；2017.
12. 刘华，荣湘江，周华．软组织牵伸技术．武汉：湖北科学技术出版社，2020.
13. 赵平．脊柱健康手册——颈、肩、腰、背痛防治常识．北京：科学普及出版社，2005.
14. 陈仲强，刘忠军，党耕町．脊柱外科学．北京：人民卫生出版社，2013.